中医泰斗专科专病丛书

中医泰斗 失眠 妙方 医案

本书主编 杨建宇 姜丽娟 江顺奎

中原农民出版社

·郑州·

图书在版编目（CIP）数据

中医泰斗失眠医案妙方／杨建宇,姜丽娟,江顺奎主编 . —郑州:中原农民出版社,2018.4(2019.6 重印)
（中医泰斗专科专病丛书）
ISBN 978－7－5542－1845－7

Ⅰ.①中… Ⅱ.①杨… ②姜… ③江… Ⅲ.①失眠—中医治疗法—医案—汇编—中国—现代 Ⅳ.①R277.797

中国版本图书馆 CIP 数据核字（2018）第 036461 号

中医泰斗失眠医案妙方
ZHONGYITAIDOU SHIMIAN YI'AN MIAOFANG

出版:中原农民出版社

地址:河南省郑州市经五路 66 号　　　　　　**邮编:**450002

网址:http://www.zynm.com　　　　　　　**电话:**0371－65788655

发行:全国新华书店　　　　　　　　　　　　**传真:**0371－65751257

承印:河南承创印务有限公司

投稿邮箱:1093999369@qq.com

交流 QQ:1093999369

邮购热线:0371－65724566

开本:890mm×1240mm　　A5

印张:5.5

字数:144 千字

版次:2018 年 4 月第 1 版　　　　　　　　**印次:**2019 年 6 月第 3 次印刷

书号:ISBN 978－7－5542－1845－7　　　　**定价:**20.00 元

本书如有印装质量问题,由承印厂负责调换

内容提要

　　本书从国医大师及国医大师候选人治疗失眠的医案中,精选治疗效果好且能较好反映中医治疗思路的经典案例,讲述不同病因导致失眠的中医治疗方法。选案丰富,辨证精当,药方精妙,诊疗心法要点精确,全面反映了中医治疗失眠的辨证思想和用药经验。

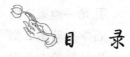

目　录

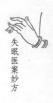

何任验案 3 则

验案 1

某女,48 岁,职工。2005 年 9 月 10 日初诊。患者自诉 10 余年前开始出现失眠,近 2 年来逐渐加重,每晚只能睡 2~3 小时,若遇不顺心事则彻夜难寐。先后服用过艾司唑仑等西药,初服有效,但以后即使加大剂量效果也不明显,而且白天精神困倦。病程已久,痛苦不堪,遂要求何老用中医药治疗。诊见:患者面容憔悴,身体消瘦,心烦易怒,大便坚结,舌质暗、苔薄腻,脉沉涩。证属瘀血内阻,兼有痰浊,心神不安。何老以祛瘀化痰、安神法治之,用血府逐瘀汤加减。

处方:桃仁 15 克,红花 9 克,赤芍 12 克,当归 15 克,生地黄 15 克,川芎 12 克,川牛膝 12 克,柴胡 10 克,枳壳 15 克,夜交藤 30 克,丹参 20 克,姜半夏 9 克,生甘草 6 克,佛手片 9 克。7 剂,水煎服,每日 1 剂。

二诊:患者自述服药 2 剂后,睡眠明显好转,每晚能睡 4~5 小时,心烦也有所减轻。服 7 剂后,每晚能睡 6~7 小时,白天精神好转,胃纳转佳,体力亦增,欣喜不已。观其苔腻已退,遂于原方中去姜半夏,改生甘草为炙甘草,又处方 14 剂。随访半年,患者睡眠一直稳定,10 年沉疴由此告愈。

【诊疗心法要点】该病例患者失眠已达 10 余年,相关治疗后均无效,可以预料用一般养心安神法取效不会明显,观其舌质偏暗,又思"久病入络"乃考虑瘀血为患,方用清代王清任血府逐瘀汤,并加入丹参、夜交藤养心安神。又因患者舌苔薄腻,断其夹有痰浊,故复添入姜半夏。由于方证相切,7 剂药后睡眠大为改善。又续服 14 剂药,缠绵 10 余年之失眠沉疴得以治愈。何老针对此失眠沉疴重症,并没有在方中运用大量的重镇或宁心安神之品如朱砂、磁石、柏子仁、茯神等,而是针对病因痰瘀互结,用祛瘀化痰药直攻其邪,为防攻邪伤正,则辅中有养,方中由生甘草后改为炙甘草,寓意尤深。生甘草配姜半夏是化痰,7剂后痰湿已除,故何老去姜半夏,改生甘草为炙甘草。

验案2

李某,男,44岁。初诊时患者自诉睡眠久不能安,曾持续进镇静剂,时久而量多,伴头痛头晕已10余年,溲频,睛内眦有红丝,舌下有瘀纹,脉涩。治以活血化瘀通络为法。

处方:当归9克,炒赤芍9克,川芎4.5克,柴胡4.5克,干地黄12克,桃仁6克,红花4.5克,枳实6克,炙甘草6克,牛膝9克。

服药3剂即症状明显改善。

【诊疗心法要点】本病例与验案1相似,均是血府逐瘀汤的运用。王清任的血府逐瘀汤是最著名的理血方之一,在本案中患者失眠,实为胸膈瘀血扰乱心神所致,瘀血散则夜寐宁,不治眠而眠自安。

验案3

邹某,女,38岁,浙江温州人。2009年5月21日初诊。患者近3个月来,夜寐噩梦频频,惊悸,突觉紧张,手足冰凉、麻木,面色苍白。舌质正常、苔薄腻、舌下紫纹明显,脉长。

处方:紫苏子10克,姜半夏10克,桑白皮10克,大腹皮10克,陈皮6克,焦栀子10克,淡豆豉10克,桃仁10克,丹参30克,青皮6克,柴胡10克,制香附10克,当归10克,生甘草6克,淮小麦40克,大枣30克。30剂,水煎服,每日1剂。

二诊:自述服药30剂后,噩梦已无,惊悸亦解,手足较温,舌下瘀纹见退。

【诊疗心法要点】本案患者系肝气郁结,脾失健运,痰浊内生,痰气郁结,郁久化痰,痰热迫血,瘀血内生,痰瘀气交阻,上扰清窍,迷乱心神。脉长指脉体较长,超出本位,为有余之病,反映气逆火盛。本案为气郁痰火上扰之象。方选癫狂梦醒汤化痰活血、理气解郁,

配合栀子豉汤及甘麦大枣汤清心除烦、安神定志。（高尚社,2011年第2期《中国中医药现代远程教育》）

邓铁涛验案5则

验案1

某女,老年。患者右侧脑梗死、左侧偏瘫,头晕头痛,半年多以来苦于失眠,服多种镇静剂、中药安神剂无效;邓老诊其舌淡嫩、脉细尺弱,除内服补气活血剂外,另予桂枝汤加川芎、桃仁、地龙以活血,桑寄生、川续断以益肾,煎成热汤泡脚,每晚8时始泡20分钟左右;患者连用3天后睡眠时间增加,半月后睡眠基本正常。

【诊疗心法要点】本案患者系脑部梗死,瘀血横生,堵塞脑络,"不通则痛",进而出现头晕头痛、失眠等症。邓老除给予其补气活血外,还予以大量的活血药,加之患者为老年女性,配以补肾之药达到温通之效,"通则不痛"。

验案2

肖某,男,40岁,教师。1999年4月2日初诊。患者受精神刺激后失眠10余年,长期服用中西药治疗,效果不佳。诊见:失眠,不能入睡,伴头晕、胸闷,记忆力差,四肢疲乏,纳食一般,舌淡红、苔黄稍浊,脉弦滑。各项理化检查无异常发现,血压正常,既往有"精神分裂症"病史。辨证属痰湿阻滞,兼肝气郁结。治以理气化痰解郁为主。方用温胆汤加味。

处方:竹茹10克,法半夏10克,胆南星10克,枳壳6克,橘红6克,茯苓15克,白术15克,杜仲12克,素馨花10克,甘草6克。14剂,水煎服,每日1剂。

二诊(4月16日):连服上方14剂后,睡眠好转,头晕、胸闷等症状亦减轻,舌淡红、苔薄白,脉弦滑。痰湿见化,虚象渐出,仍守上方加合欢花、酸枣仁各10克,并在上方基础上加减调治月余,患者睡眠明显改善。

【诊疗心法要点】失眠的病因病机相当复杂,但以七情所伤最为多见,临床上的实证常以痰阻最为多见,临床表现为患者难以入睡,伴胸闷、头晕等,本案例则是典型,邓老温胆汤变通化裁,加补气运脾之品以绝痰源,结合南方气候特点,枳壳、橘红因温燥而减量使用,再根据病情或加重镇之剂,或合养血之方,或佐甘缓之品。

验案3

肖某,男,53 岁。失眠 10 余年,经多家医院中西医治疗,无明显效果。诊见:夜间难以入睡,或时寐时醒,伴头昏、疲乏、心悸。纳差,大便干结,5 天 1 次,尿频,平素易感冒,舌胖嫩、苔白,脉细、右关弱。邓老辨为心脾两虚。治以补益心脾、益气养血之法。方用归脾汤合甘麦大枣汤加味。

处方:黄芪 15 克,党参、酸枣仁各 24 克,茯苓、当归各 12 克,白术、肉苁蓉各 18 克,木香、炙甘草各 6 克,远志 3 克,大枣 4 枚。

服上方 10 余剂后,睡眠明显改善,为巩固疗效,邓老嘱其守方再服一些时日,避免停药过早而使病情反复。

【诊疗心法要点】邓老认为失眠多为脑力劳动者,或性格内向,喜深思熟虑之人,因思虑过度则伤神,暗耗心血,心脾两虚。或久患失眠之症,大脑不能得到充分的休息,思想负担重,寝食俱减,脾胃虚弱,气机郁滞,气血不足致心脾两虚。邓老喜用归脾汤加减治疗,多合用甘麦大枣汤养心安神,补中缓急。

验案4

黄某,男,41 岁。1999 年 4 月 2 日初诊。患者于 20 年前因枪伤受惊吓后失眠,经服中药及针灸治疗,症状无明显改善。诊见:形体偏胖,夜间入睡困难,寐而易醒,伴胸闷、头昏、纳差、半身汗出,二便调,舌质暗、苔薄黄,脉沉滑,舌下脉络瘀紫。邓老认为患者失眠因惊而起,惊伤心脾,枪伤致瘀,素体有痰。辨为有瘀有痰有虚。治宜补益心脾,化痰祛瘀。方用温胆汤加补气活血药主之。

处方：①竹茹、半夏各 10 克，枳壳、橘络、橘红各 6 克，五爪龙、生牡蛎各 30 克（先煎），茯苓 15 克，丹参 18 克；②炙甘草 10 克，麦芽 30 克，大枣 5 枚。白天服①方，晚上服②方，连服 2 周。

二诊（4 月 16 日）：症状明显改善，舌脉同前，将①方中丹参改为 24 克，加龙眼肉 10 克，②方照服。治疗月余，患者睡眠明显改善。

【诊治心法要点】瘀血与失眠的关系，古今中医医籍较少论述，临床上也不常见，但并非没有，女性患者闭经后出现狂躁不寐即是例证，其机制或许是瘀血内阻、气机逆乱所致。在临床上直接由瘀血导致失眠少，但失眠患者多夹瘀。瘀血不仅是一种病理产物，其又可作为一种病因导致气机阻滞，或留瘀日久、新血不生而致血虚。所以邓老认为治疗这类失眠患者，活血化瘀乃是重要的一环，邓老在临床上喜用补气活血法，重用补气药，配合活血药以消瘀散瘀。

验案5

池某，男，75 岁。头晕、失眠 20 余年，经检查诊断为：①原发性高血压病Ⅰ期；②颈、腰椎骨质增生；③老年性肺气肿；④慢性咽炎、声带息肉。诊见：头晕头痛，睡眠不宁，一直服用艾司唑仑方能入睡，停药则无法入睡，伴四肢麻木，咽喉不利，大便秘结，舌淡暗、舌体胖大、苔白，脉左紧右弦滑。邓老综合其四诊资料，辨证为痰瘀互结，风湿痹阻，脾胃虚弱，肝肾不足。病情复杂，虚实夹杂，予中药内服健脾益气，理气化痰，以中药外洗祛风除湿，活血化瘀。

处方：①竹茹 10 克，枳壳、橘红各 6 克，茯苓、肉苁蓉各 15 克，党参、草决明各 24 克，白术、鸡血藤、夜交藤各 30 克，甘草 5 克。水煎服，每日 1 剂。②川芎、桃仁各 12 克，艾叶、赤芍、续断各 15 克，防风、羌活各 10 克，丹参 18 克，红花 6 克，生葱 4 条，米酒、米醋各 20 克。煎水浴足，每晚 1 次。

二诊（1 周后）：头晕失眠好转，艾司唑仑已减量，且血压平稳，下肢麻痹亦好转，舌脉同前，仍便秘难解。①方中改白术 50 克、肉苁蓉 18 克，去草决明，加牛膝 12 克、酸枣仁 24 克、远志 5 克；②方中加桂枝15克、独活10克、当归尾10克。上2方调治月余,诸证减轻,痰瘀风湿渐去,虚象渐现,在原方基础上加益气健脾之品,如黄芪、党参、五爪龙等,浴足方不变。

三诊(8月3日):头晕、失眠明显缓解,下肢麻痹明显减轻,精神转好,鼻准头明亮,好转出院。

【诊疗心法要点】在临床上,有的失眠患者病情极为复杂,尤其是老年患者,久病之人,或长期失眠久治不愈者,往往虚实错杂,多脏同病,或表里同病,治其实则虚者更虚,治其虚则壅滞邪气,多种治法同用,又显药力不专。遇此类病症,邓老不拘泥于传统的内服法,而是配合中药外洗的方法,内服中药主治其本,外洗中药主治其标,既能标本同治,又不至于药力分散。(徐云生,2000年第6期《新中医》)

附:邓铁涛良方

浴足方组成:怀牛膝30克,川芎30克,天麻10克(后下),钩藤10克(后下),夏枯草10克,吴茱萸10克,肉桂10克。上方加水2000毫升煎煮,水沸后10分钟,取汁,趁温热浴足30分钟,上、下午各1次,2~3周为1个疗程。

程莘农验案2则

验案1

吴某,男,59岁。1992年9月12日初诊。顽固性失眠30余年,入睡难,梦多,劳累后病情加重,近3年来完全依赖安眠药睡觉,胃脘胀满,矢气频作,大便每日2~3行,食用牛奶后易引起腹泻,腰部酸痛不适。2年前曾于某医院查肝功、胆红素指标偏高,印象为"胃肠功能紊乱"。舌质淡紫、尖红苔白,脉象弦。证属脾虚胃气不和。治宜健脾和胃,宁心安神。

取穴:中脘、天枢、气海、内关、神门、足三里、三阴交、太溪。针刺手法:平补平泻法。

经治 4 个疗程(6 次为 1 个疗程),脾胃功能渐复,脾胃诸证明显减轻,睡眠渐趋安稳,安眠药已减半服用。再继续间断巩固治疗 4 个疗程,患者停服安眠药,每晚能够安睡 6~8 小时。

【诊疗心法要点】脾虚则心失所养,胃气不和,浊气不降,上扰神明,故失眠。选取中脘、天枢、气海、足三里健脾消胀,和胃降浊,内关、神门、三阴交是程老治疗不寐的经验选穴,内关是心包经络穴,神门为心经原穴,三阴交是脾肝肾三经的交会穴,三穴合用,宁心安神。太溪为兼症选穴,配神门又可交通心肾。证系虚实夹杂,所以针刺手法用平补平泻法。此案程老由于抓住脾虚胃气失和这一根本病机,所以多年顽疾,守方治疗得以奏效。

验案 2

某男,27 岁。2002 年 9 月 26 日初诊。主诉:腰痛 1 周。1 周前因贪凉就地铺席而卧,前 2 日未觉异样,第 3 日自觉腰部疼痛,不能转侧,不能入睡。因家中为一楼,疑为受凉,遂用棉被包裹腰部以暖腰,疼痛略有减轻,但仍感腰部沉重,活动受限,睡眠轻浅,由家人搀扶至诊所,腰部裹以棉被,舌苔白腻,脉沉。辨证为寒湿腰痛。治以行气止痛、舒筋活络为法。

取穴:肾俞、腰阳关、委中、大肠俞、关元俞、腰痛点。针用平补平泻法,腰痛点、肾俞、大肠俞加火罐,委中刺络拔罐。

治疗结束后患者自觉腰部沉重感较前减轻、疼痛感消失大半。嘱其起居避风寒。每日治疗 1 次,针灸 2 次后患者可以直腰行走,针灸 5 次后腰部疼痛症状消失,腰部活动正常,睡眠亦好转,嘱其日后起居避风寒。

【诊疗心法要点】患者因腰部寒湿侵袭,痹阻经络,出现腰痛。程老选取肾俞、腰阳关与大肠俞均是腰痛的背部腧穴,治疗腰背的疾患;委中是选处取穴,治疗腰腿疼痛;程老腧募相配,选处取穴与局部取穴相结合,加之平补平泻的手法,治疗得以奏效。(常保琪,1994 年第 4 期《山西中医》)

方和谦验案 3 则

验案 1

王某,女,47 岁。2004 年 10 月 22 日初诊。患者月经紊乱 1 年。平素思虑过度,善忧喜悲,近 1 个月来因与家人发生争执,情绪更加不宁。曾到我院心理科就诊,口服黛力新治疗,但患者服用 2 天后因出现心悸等不适,已停用。现症:心烦失眠,委屈欲哭,情绪低落,纳食乏味,时有嗳气,舌淡红、苔白,脉沉缓。中医诊断:脏躁。方拟和肝汤合酸枣仁汤加减,养血安神。

处方:和肝汤加浮小麦 20 克,合欢花 10 克,陈皮 10 克,炒酸枣仁 12 克,川芎 5 克,知母 6 克。12 剂,水煎服,每日 1 剂。

二诊:服药 12 剂后,患者诉焦虑缓解,心情较为平稳,睡眠有所改善。按原方再投 12 剂,以固疗效。

【诊疗心法要点】方老师认为,该患者中医辨证属于肝郁血虚证。心主血,肝藏血,肝木与心火乃母子相生关系。且心主神明,肝藏魂,心肝血气充盛则心神得养,肝魂安藏。若肝血不足或肝失条达,则不仅肝魂不能安藏,而且母病及子导致心血不足,引起心神不安之证。肝郁克土,脾胃运化无力,故有饮食乏味。方老处方中以和肝汤合酸枣仁汤疏肝养血安神,又加入浮小麦合成甘麦大枣汤益气养心。合欢花解郁安神,陈皮理气和胃。患者中药治疗 1 个月后情绪明显改善。

验案 2

陈某,女,51 岁。2005 年 12 月 8 日初诊。患者月经量少 3 年、色黑,行经 1 天。伴腰腹疼痛。近 2 个月来因与同事不和出现胸闷胁胀,心悸气短,头晕乏力,潮热口干,眠差多梦易醒,不愿与人交流,做任何事情都没兴趣。舌暗红、苔薄白,脉弦细。腹部 B 超示:胆囊炎,胆囊息肉。胃镜示:慢性浅表性胃炎。

处方:和肝汤加炒酸枣仁 10 克,川芎 6 克,远志 6 克,陈皮 10 克,熟地黄 12 克,百合 12 克,焦神曲 6 克,莲子心 3 克。10 剂,水煎服,每日 1 剂。

以此方加减调整 1 个月,患者躯体不适症状得以缓解,能主动做些家务,睡眠亦比较安稳。

【诊疗心法要点】该患者月经量少、色黑已 3 年,说明天癸已竭,肾水亏虚。肾水不能涵养肝木,肝肾之阴皆虚,肝失濡润滋养,致肝气郁结不畅,情志不舒;心肾水火失济,则心火偏亢,热扰心神,必将出现心主神明的功能异常。对于本例肝郁阴虚患者,方老在和肝汤合酸枣仁汤的基础上,又加入百合地黄汤滋阴清热,莲子心清心除烦,远志养心定志,陈皮、焦神曲调理脾胃。

验案 3

某男,35 岁。2005 年 10 月 13 日初诊。1 个月来因劳神出现头晕脑胀,医院确诊为高血压病。予服开博通(卡托普利)半片,每日 2 次,疗效不佳。现头晕项强,心烦口干,眠差易醒,纳可,二便调,舌红、苔白、脉平缓。血压 140/105 毫米汞柱(1 毫米汞柱≈0.133 3 千帕)。中医诊断:肝阳上亢眩晕(高血压病)。治法:平肝潜阳。方拟天麻钩藤饮加减。

处方:生石决明 15 克,钩藤 10 克,怀牛膝 6 克,天麻 6 克,生杜仲 10 克,石斛 10 克,夜交藤 12 克,泽泻 10 克,茯苓 10 克,牡丹皮 10 克,玉竹 12 克,薄荷 5 克,白菊花 10 克。7 剂,水煎服,每日 1 剂。

二诊:药后头晕减轻,自觉心悸,腰痛,二便调。血压 110/75 毫米汞柱。前方有效,效不更方,前方加桑叶 10 克。14 剂,水煎服,每日 1 剂。

三诊:药后头晕减轻,时有头痛,已停用开博通,舌红、苔白、脉弦平。血压 105/70 毫米汞柱。

处方:怀牛膝 6 克,天麻 6 克,生杜仲 10 克,石斛 10 克,夜交藤 12 克,泽泻 10 克,茯苓 10 克,玉竹 12 克,牡丹皮 10 克,薄荷 5 克,白菊花 10 克,桑叶 10 克,炒谷芽 15 克,焦神曲 6 克。14 剂,水煎服,每日 1 剂。

【诊疗心法要点】《素问·至真要大论》云:"诸风掉眩,皆属于肝。"方老认为,本病的发生不外风、火、痰、虚之邪入侵。肝为风木之脏,体阴而用阳,主升主动。患者因劳神致肝阳上亢,清窍受扰,故头晕项强。肝阳上亢,扰乱心神,心火上炎则见心烦口干、眠差易醒之症。头晕脑胀乃肝风上扰清窍所致,故本病治疗先以天麻熄风止痉,清热平肝,以化肝风;生石决明既平肝潜阳又泻肝火;怀牛膝活血通经,引血下行,有"治风先治血,血行风自灭"之意。薄荷配白菊花、桑叶,加强清肝明目、清利头目之功,如此配伍,使肝风得熄,肝火得清,肝血得养,则无头晕眼花之昏厥;生杜仲补肝肾,强筋骨,益精血;茯苓、泽泻健脾利水;夜交藤养心安神,因为神安则寐,寐则阳得入阴,阴阳相交,以抑孤阳之偏亢;加用石斛、玉竹养阴柔肝。如此配伍,肝肾得补,相火得清,阴阳得以调和。

附:方老良方

和肝汤:党参 9 克,茯苓 9 克,炒白术 9 克,炒白芍 9 克,当归 9 克,薄荷 5 克(后下),柴胡 9 克,香附 9 克,紫苏梗 9 克,炙甘草 6 克,大枣 4 枚。

和肝汤是方老在长期临床实践中归纳创拟而成,他在著名方剂逍遥散的基础上,加入党参、香附、紫苏梗、大枣 4 味中药。和肝汤既保留了逍遥散疏肝解郁、健脾和营之性,又加重了益气健脾、疏达理气之功,使其和中有补,补而不滞,取得了更加显著的临床疗效。和肝汤是柔补通调之剂,既养血又解郁,故可达和调气血、养心安神之目的。(高剑虹,2012 年第 15 期《中医杂志》)

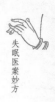

贺普仁验案 2 则

验案 1

魏某,女,40 岁。2003 年 8 月初诊。主诉:入睡困难 10 余年。病史:10 年前因工作压力大出现入睡困难,重时彻夜不眠,且入睡后易醒,伴多梦、头晕头痛、健忘、乏力,服用镇静药后能短暂睡眠 2～3 小时,舌淡、苔白、脉细。辨证为气血不足,心脉失其所养。针刺神门、内关、三阴交,经治疗 1 个月睡眠明显改善,每晚能睡 8 小时左右。

验案 2

某男,51 岁。2000 年 1 月 6 日初诊。主诉:头晕、头痛伴失眠 2 周余。症状体征:血压 160/90 毫米汞柱,其他理化检查均正常。急躁易怒,舌边尖红、苔薄,脉弦细。诊断:眩晕/高血压病(肝阳上亢)。嘱患者用艾条每天温灸气海穴 20 分钟,坚持一段时间。治疗 1 周后患者自觉头晕、头痛及睡眠症状有所缓解,血压 130/80 毫米汞柱。治疗 3 周后,头晕、头痛消失,睡眠症状完全改善,情绪平稳。

【诊疗心法要点】验案 1 患者因压力过大导致气血不足,心失所养,贺老选用内关、神门、三阴交,内关是心包经络穴,神门为心经原穴,三阴交是脾肝肾三经的交会穴,三穴合用,宁心安神。验案 2 患者因肝阳上亢、扰乱心神所致,贺老选用温灸气海穴来对症治疗,气海穴属任脉经穴,为保健要穴。具有培补元气、益肾固精、调理冲任及强壮作用,灸之能调整胃肠及肾的功能,提高机体免疫力。贺老诊疗许多疑难杂症均以选穴少、疗效显著而闻名于世。(王桂玲,贺普仁,2003 年第 9 期《中国针灸》)

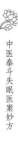

李辅仁验案 3 则

验案 1

龚某,女,84 岁,干部,孀居。1997 年 8 月 15 日初诊。患者早年生活经历曲折,"文革"期间备受折磨,近年来夜不能寐,常感心烦急躁,焦虑不安,往事常常充斥心中,精神紧张,头晕耳鸣,血压不稳,记忆力减退,口苦咽干,二便尚调,舌质红、苔心黄燥,脉弦细。既往患有高血压、冠心病、慢性阻塞性肺病、陈旧性肺结核、慢性胃炎、肾囊肿、甲状腺增生性结节等。神经内科诊断为老年抑郁症,予以地西泮片、谷维素、三唑仑片等治疗。李老辨证属心肝火旺、肝阳上亢之证。

处方:菊花 10 克,川芎 10 克,天麻 15 克,夜交藤 20 克,茯苓 20 克,知母 10 克,石斛 10 克,酸枣仁 20 克,石菖蒲 10 克,当归尾 10 克,枸杞子 10 克,五味子 5 克。

服 7 剂后症减,原方加减续服 1 月余,症状大减而停药。以后每遇精神不适即来求诊,均以清心平肝为法,每服每效。

验案 2

孙某,男,87 岁,干部。1998 年 5 月 17 日初诊。患者多年来身居要职,工作异常繁忙。随着年事渐高,体质下降,逐渐脱离了工作岗位,后又因骨折,卧床数月,眠差寡言,心情变得日益郁闷,烦躁不安,无故发脾气,纳少消瘦,乏力腹胀,大便干结不爽,舌质淡红、苔黄腻,脉沉细滑。既往患有冠心病、老年性心脏瓣膜退行性变、房室传导阻滞、房性早搏、室性早搏、老年慢性支气管炎、支气管扩张、慢性胆囊炎等。某医院诊断为老年抑郁症,曾服用百忧解、氟硝基安定(氟硝西泮)、盐酸舍曲林等药物,症状有所缓解,但毒副作用很大,甚至发生肢体颤抖、不能行走等症状。李老辨证属于肝郁脾虚、气滞血瘀之证。

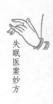

处方:炒苍术 15 克,炒白术各 15 克,炒薏苡仁 10 克,丹参 20 克,山药 10 克,生黄芪 15 克,天麻 15 克,木香 5 克,香附 5 克,鸡内金 10 克,砂仁 5 克,藿香 5 克,焦山楂 10 克,甘草 3 克。

服用 10 余剂后,睡眠好转,纳食增加,大便通畅,精神好转,继续加减服用约 1 年,已少发脾气,情绪稳定,饮食及二便均好,抗抑郁药也已减量服用。

验案 3

赵某,女,72 岁。2012 年 3 月 7 日初诊。患者多汗、烦热 10 余年,曾间断服用中药治疗,服药初期,症状有改善,但停药即发,不能根治。诊见:失眠多梦,汗出涔涔,五心烦热,口燥咽干,舌质暗红、苔薄少津,脉细涩。证属心阴亏损、阴虚血瘀。治宜滋阴安神,交通心肾,活血化瘀。

处方:生地黄 30 克,麦冬 20 克,天冬 20 克,玄参 15 克,丹参 15 克,当归 10 克,太子参 15 克,茯苓 15 克,赤芍 15 克,酸枣仁 30 克,五味子 10 克,女贞子 15 克,墨旱莲 12 克,桔梗 10 克。每日 1 剂。

服药 7 剂后,夜卧渐安,汗出已减,仍感烦热,上方减桔梗,加玉竹 15 克、百合 15 克、淡竹叶 10 克。继服 2 周,诸证消除。

【诊疗心法要点】李老是著名的老年病中医学家,重视扶正固本和调和气血的思想。这三则病例患者均是老年人,不论是心肝火旺,还是肝郁气滞,抑或是阴虚血瘀,李老均在辨证施治的同时予以大量的调补气阴的药物,气行则血行。(张剑,2000 年第 4 期《中医杂志》)

路志正验案 4 则

验案 1

蔡某,女,40 岁。2007 年 11 月 13 日初诊。主诉:失眠 15 年余。25 岁时开始出现失眠,进行性加重,平素胆怯易惊,多梦易醒,身体疲惫,甚时彻夜难眠,稍有兴奋或言语稍多则失眠更甚,近 2 天因旅途奔波已两夜未眠。伴有肢体乏力,头晕头蒙,胃脘不适,常有饥饿感。平素工作紧张、劳累,精神抑郁,喜嗜辛辣,口干喜饮水,大便干燥,溲偏黄。舌体稍胖、舌质暗、边有齿痕、舌时有麻感、苔薄白少津,脉沉弦而尺弱。治则:温胆和胃宁心,养血柔肝解郁。

处方:竹半夏 12 克,茯苓 30 克,炒枳实 15 克,胆南星 10 克,金雀根 20 克,竹节参 10 克,丹参 15 克,白芍 15 克,素馨花 12 克,炒山楂 12 克,炒麦芽 12 克,炒神曲 12 克,柏子仁 20 克,炒杏仁 9 克,炒薏苡仁 30 克,生白术 12 克,川芎 9 克,黄连 10 克,生龙骨 30 克,生牡蛎 30 克,竹沥汁 30 毫升为引。7 剂,水煎服,每日 1 剂。

二诊(11 月 20 日):服药后睡眠好转,可睡 6 ~ 9 小时,梦多,平素易急多惊,易饥饿,时有恶心、呕吐感。原方迭进 14 剂收功。

【诊疗心法要点】患者失眠多年,平素多抑郁,伴有胆怯易惊,胃脘不适,时有恶心呕吐,头晕头蒙,稍有兴奋则失眠加重,此属胆经郁热、痰浊内扰之证,治以养血柔肝解郁、温胆和胃宁心之法。方中竹半夏为君,半夏为治疗不寐之佳品,如《黄帝内经》中所载半夏秫米汤即用之作为治疗不寐之主药,入脾、胃经,能和胃气而通阴阳,又可燥湿化痰,降逆和胃。《汤液本草》载半夏可入足少阳经,且半夏生于夏至后十日左右,夏至一阴生,此时正是自然界阴阳二气盛衰变更的时候,生于此时的半夏,承自然之气可"从阴引阳",且半夏主降。尚可"从阳到阴",而收"阴阳既通,其卧立安"之效。配伍胆南星、竹沥汁以温胆宁心;佐以丹参、白芍、素馨花等疏胆解郁柔肝;炒山楂、炒麦芽、炒神曲、生白术、炒枳实和胃利胆;同时又以生龙骨、生牡蛎收敛心神;黄连清心宁胆。诸药合用,不治其胆,而胆气自和,不治其心,而心神自安,所谓"不治之治",则正谓此耳,俾经年不寐,应药而愈。

验案 2

某女,59 岁。2008 年 3 月 12 日初诊。患者不寐 1 年,近期因工作繁忙,情绪不佳,症状加重,刻下症见:难以入眠,寐而不实,寐

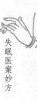

中易醒,常在凌晨3时被逆气呛醒,伴泛酸,腹胀便溏,每日大便1~2次,甚至3~4次,近日便后心悸胸憋,畏寒喜暖,面色萎黄,舌体瘦、舌质暗红、苔薄腻,脉弦细。患者脾胃素虚,运化失常,复因劳累,情绪不佳,气机不畅,则脾胃升降失常。治宜健脾益气,理气化浊。

处方:太子参15克,莲子肉15克,生白术18克,炒山药15克,姜半夏12克,黄连8克,吴茱萸3克,茯苓30克,素馨花12克,娑罗子10克,白芍12克,炙甘草6克。水煎服。

嘱忌生冷油腻,少食多餐,忌恼怒。药后睡眠改善,诸证减轻,后半夜气逆之症消失。继用上法调理月余,睡眠恢复正常。

【诊疗心法要点】本证脾虚、湿浊、肝郁相互影响,患者脾胃素虚,湿浊阻滞,加之情志不畅,致心神不宁,睡眠不安。脾胃虚弱,水湿不运,故腹胀便溏。浊气不降而上逆,故气呛泛酸等。故治当健脾和胃,理气化浊。方以四君子汤、左金丸、半夏泻心汤合用,佐疏肝理气之品,兼调气机,故收桴鼓之效。从中可窥路教授临证灵活、审机论治的辨证思想。

验案3

某男,51岁。2009年1月20日初诊。患者不寐9个月,自去年4月以来因工作紧张而出现入眠困难、眠后易醒、醒后难寐,每晚服用艾司唑仑1片可睡4~5小时,日间头昏沉,记忆力下降,午休时汗出,腹胀便溏30余年,进食油腻或牛奶则加重。舌红、苔薄黄腻,脉左弦细、右弦滑。患者脾胃素虚,湿浊宿食停滞,气机不畅,致胆胃不和,心神不宁。治疗当健脾和胃,温胆宁心。

处方:五爪龙20克,西洋参10克(先煎),炒白术15克,炒山药15克,枳实12克,竹茹12克,竹半夏12克,黄连10克,素馨花12克,藿香梗12克,紫苏梗12克,炒柏子仁18克,炒白芍12克,炒防风12克,仙鹤草15克,炒杏仁30克,炒薏苡仁30克,生龙骨30克(先煎),生牡蛎30克(先煎)。14剂,水煎服,每日1剂。又用天麻12克、蝉蜕10克、珍珠粉5克、黄连5克、广木香8克、炒酸枣仁20克。共为细末,每次1.5克,冲服,每日2次。

连续服用上方41剂,睡眠明显改善,停用艾司唑仑后,每夜可睡6~7小时,中午可睡40分钟。

【诊疗心法要点】本患者脾胃素虚,湿浊阻滞,气机不畅,胆腑不利,胆胃不和,故食油腻即便溏,精神紧张则症状更重,影响神明则夜不能寐。路教授用健脾化湿、温胆和胃之法,一方面健脾和胃化浊,一方面清利胆之郁热,使脾胃调和,肝胆疏利,神能守舍,故睡眠改善。

验案4

某男,48岁。1年来睡眠欠佳,每晚可睡2~3小时,睡后易醒,醒后难以再眠,翌日精神差,疲乏无力,头晕。饮食时好时坏,大便时干稀不调,舌暗红、苔薄白,脉弦细滑。证属心肾不交,痰热扰心。治当清胆和胃,交通心肾。

处方:竹节参15克,生白术12克,炒白术12克,厚朴12克,竹沥半夏12克,茯苓30克,炒山楂12克,炒麦芽12克,炒神曲12克,胆南星8克,僵蚕10克,茵陈12克,天竺黄8克,肉桂8克,黄连8克,夜交藤15克,枳实15克,生龙骨30克,生牡蛎30克,竹沥汁300毫升为引。14剂。

药后睡眠大为改善,精神清爽,原方进退再服14剂巩固疗效。

【诊疗心法要点】失眠分外感和内伤,但总属营卫运行失常、阳不入阴所致。按升降理论,亦为阴阳升降乖戾,脏腑主要涉及心肾、胆胃等。路老治疗此证,多从脾胃入手,兼调心肾,脾胃升降恢复,上下气机交通,则心火下降,肾水上承,水火济济。本例患者,失眠1年余,属心肾不交;且伴有胃纳欠佳,大便失调,属脾胃不和,痰浊中阻。故方中用黄连清心,使心火下降,肉桂温肾以使肾水上济,以竹节参、生白术、炒白术、僵蚕等升药健脾,胆南星、竹沥汁、竹沥半夏、厚朴、天竺黄化痰降浊、温胆和胃,使中焦气机运行自如,则营卫运行正常而能入眠。正如叶天士所谓"上下交病,调其中焦"之意也。(马秀文,路婕,2010年第2期《世界中医药》)

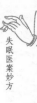

郭子光验案 1 则

验案

黄某,女,57 岁,干部。1993 年 1 月 7 日初诊。病史:自诉患冠心病已 5 年,常发心绞痛,服速效救心丸等可缓解。近日来自觉心悸、心慌、胸闷殊甚,自叩脉搏不规律,乃去医院做心电图,报告为频发室性早搏,欲服中药而来治。诊见:失眠,自觉心悸、心慌、气短,动则更甚,头晕,乏力。察其形体偏瘦,精神欠佳,血压 105/60 毫米汞柱,舌质淡、苔白薄润,脉缓代而细,每分钟停 8～10 次。辨治:本察阳虚之象不突出而以气虚血弱为主,兼夹瘀滞为患。其言失眠、咽干、心慌,表明有虚热上扰心神之兆。治以益气养血为主,辅以活血、清心安神。方用生脉散加味。

处方:红参 15 克,五味子 15 克,麦冬 20 克,黄芪 40 克,制何首乌 20 克,当归 15 克,丹参 20 克,炒酸枣仁 15 克,苦参 15 克。每日 1 剂,水煎服。

二诊(1 月 14 日):自诉上方服 3 剂,症状显著缓解,自叩脉搏偶见歇止,服完 4 剂,脉律正常。已 3 日未服药而来复诊。目前脉缓细弱,无歇止,上方去苦参,红参改用太子参 30 克,服 4 剂作善后调治。

【诊疗心法要点】患者年近六旬,病程已长达 5 年,病邪久羁,正气必虚。心气受损,心气不足,无以保持心脉的正常活动,而致心失所养,故发心悸,气短;心气不足,心脉不畅则胸闷殊甚。气虚日久,气损及阴,气阴两虚则心悸日久而反复发作。舌质淡、苔薄白而润,脉缓结代细而无力,皆为气阴两虚、脉道不利之征。治宜益气养阴,强心复脉。故郭老在方中配用生脉散(红参、麦冬、五味子)以气阴双补,强心复脉,安神定悸。尤其是红参一味,用意尤深。本品气味俱轻,味甘纯正,温而不燥,苦而强阴,补后天、益五脏、生气血、固真元,能大补元气,拯危救脱。且味甘能守,温则助阳,能益脾气、助运化、输精微、化阴液,为扶阳益阴之良品。由于气虚血弱是病机之枢纽,故郭老在方中又配用了当归补血汤(黄芪、当归)以补气生血。据咽干、心慌、失眠之症,断为虚热上扰心神之兆,故在方中配用了苦参、炒酸枣仁这两味药物以清心安神。在气阴双补、补气生血的同时,郭老又配用了制何首乌、丹参这两味药物以活血养血、化瘀通脉。如此相伍,行而不破,活中有养,祛瘀生新,精血得补,心脉得通,诸证自愈。(高尚社,2012 年第 9 期《中国中医药现代远程教育》)

唐由之验案 1 则

验案

谭某,男,64 岁。2004 年 9 月 10 日初诊。主诉:左眼内斜,双眼视物复视 1 个月。病史:1 个月前,血压偏高,出现双眼视物复视症状,左眼内斜,曾在外院诊为左眼肌麻痹,予复合维生素 B 片口服,无显效,今日来诊。既往史:高血压病史 8 年,药物维持治疗。刻下症:左眼内斜视,双眼视物复视,失眠。时有头晕耳鸣,咽干,舌质红、少苔,脉细数。眼科检查:右眼视力 1.0,左眼 1.0,双眼眼前后无明显异常,33 厘米角膜映光检查左眼内斜为 15°,左眼内转正常,外转受限,眼球仅能转过中线 1~2 毫米。诊断:左眼外直肌麻痹。治法:补益肝肾,清热熄风。

处方:天麻 10 克,钩藤 15 克(后下),石决明 15 克(先煎),川牛膝 10 克,炒栀子 10 克,黄芩 10 克,杜仲 10 克,益母草 10 克,桑寄生 10 克,夜交藤 10 克,全蝎 6 克,白僵蚕 6 克,白附子 6 克(先煎)。

二诊(10 月 15 日):患者自述服中药 20 剂时,左眼内斜视及双眼复视明显好转,在国庆节日期间,数次饮白酒,出现上述症状加重,今来诊。近日时有耳鸣、头胀痛、头晕,舌质红、少苔,脉弦细数。眼科检查:左眼内斜 15°,内转自如,外转仍受限,余检查同前。原方不变,21 剂,每日 1 剂,水煎服,嘱咐患者忌食辛辣油腻,戒烟酒浓茶,饮食清淡温热。

三诊(11 月 5 日):患者左眼内斜及双眼复视症状完全消失,睡眠基本正常,耳鸣头晕咽干症状消除。33 厘米角膜映光检查:双眼位正位,向各方向自如。停服中药,嘱咐患者饮食清淡,控制并保持血压正常稳定。

【诊疗心法要点】患者为老年男性,证属肝肾亏虚,治宜补益肝肾,清热熄风。故唐老运用天麻钩藤饮加减,辅以清热之品黄芩。故患者在二诊时眼部症状得到明显缓解。(樊岚岚,2011 年第 7 期《中医学报》)

王绵之验案 1 则

验案

某女,32 岁。1989 年 12 月 1 日初诊。不孕,经行不畅,先后无定期已多年。刻诊:夜寐不酣,头晕烦躁,少腹凉,带下,胸胁胀满,下连左少腹,上涉胸乳;脉弦,关部为甚而左寸小,右尺沉;舌质淡、苔薄白。证属血虚肝郁,累及冲任。治当养血调肝为主,兼以健脾温肾。

处方:生地黄 18 克,当归 18 克,赤芍 9 克,白芍 9 克,柴胡 6 克,川楝子 6 克,炒白术 10 克,茯苓 18 克,酸枣仁 10 克,炙远志 6 克,陈皮 10 克,淫羊藿 9 克,红花 9 克,杜仲 12 克,牡丹皮 9 克。7 剂。

二诊(12 月 8 日):夜寐安,眩晕减,胁脘渐舒,情绪转佳,带下亦减。脉转柔和,舌苔根剥。此为肝郁渐舒,而阴血仍亏。子病及母,肝肾同病,再以原方加强滋肾为治。前方去红花、炙远志、陈皮、杜仲,加熟地黄 18 克、枸杞子 10 克、怀牛膝 10 克、党参 18 克、制香附 12 克、生姜 5 片。10 剂。

三诊:月经按时而至,经前、经期无所苦,少腹渐暖;苔根剥、苔缩小。再以原法加减调治半年余,获胎受孕,母子正常。

【诊疗心法要点】本证虽然患者有明显的肝郁之证,但不可一味单纯疏肝,需要考虑到肝体阴而用阳,若肝无藏血,则肝无以柔,肝气易郁。故治疗应首重在养血,辅以调肝。方中重用当归、赤芍、白芍、生地黄、酸枣仁养血柔肝;少佐柴胡,顺其条达之性,量少避免耗伤肝阴。初诊即见效,肝之母为肾,故在后期治疗中用补肝肾,滋水涵木,及健后天之本脾胃之剂善其后,以收全功。

王老在遣方组药时尤其注重脾胃,强调扶持人体正气,因此制方偏于温补,补益药用得多,寒凉药用得少,药味精专,用量精当适度,王老说:治疗内伤杂病,用药最忌峻猛,寒、热、温、凉、行、散、补、泻过量,尚未获效,害已随之。用药如用兵,又如理丝,缓则清其绪。需小量扶持,慢慢起效;健脾胃,资化源,以恢复机体的整体机能。王老制方除总方味少量轻外,方中各药剂量亦很讲究,考虑到气血阴阳的用药比例。相对而言,补气药用量大,行气药用量小;补血药用量大,行血药用量小。药虽平淡,配伍精巧,常能出奇制胜,此所谓"山无林不秀,方无配不妙"。(樊永平,白晶,吴晓丹等,2010 年第 9 期《世界中西医结合杂志》)

颜正华验案 2 则

验案 1

某女,59 岁。2003 年 6 月 17 日初诊。平素性情急躁易怒,近 3 个月失眠,自觉头晕头痛,常感肩脊烘热,膝下酸沉无力,时有鼻衄,咽干,大便3~4 日 1 行,尿频,舌暗红、苔薄黄,脉弦细微数。血压190/90 毫米汞柱。西医诊断:高血压病。中医诊断:眩晕。证属肾阴不足,肝阳上亢。治宜补肾平肝,育阴潜阳。

处方:生地黄 15 克,赤芍 12 克,白芍 12 克,白菊花 10 克,牡丹皮 10 克,珍珠母 30 克(先下),生牡蛎 30 克(先下),决明子 30 克(打),桑寄生 30 克,夜交藤 30 克,怀牛膝 15 克,白茅根 30 克,枸杞子 10 克。7 剂,每日 1 剂,水煎服。

二诊(6 月 25 日):睡眠好转,但易醒,醒后不易入睡,头痛、头

晕减轻。近日来未再鼻衄,肩背烘热感消失,膝下酸沉感减轻,大便
1～2日1行,舌红、苔微黄,脉弦细。前方加五味子6克,7剂,水煎
服,每日1剂。

三诊(7月12日):睡眠可,头已不晕不痛,膝下酸沉感消除,二便
调,舌微红、苔白,脉沉细微弦,血压150/80毫米汞柱,效不更方,续服
前方7剂以善后。另嘱其调养情志,忌发怒和食辛辣油腻之物。

验案2

某男,43岁,商人。2006年2月11日初诊。头晕10年,因商
海奔波,曲运心机,极力房事,致头晕无休,眠差,时有心悸,虚烦耳
鸣,精神不振,膝胫酸软,性事不强,胃脘时作堵胀,大便溏,每日1
行,纳食尚可。舌淡、苔微黄,脉弦细。西医诊为神经衰弱。中医辨
证属心、脾、肾三脏俱虚。治宜并调心、脾、肾三脏。

处方:枸杞子10克,制何首乌15克,党参15克,磁石30克(先
下),炒白术12克,茯苓30克,炒酸枣仁15克,炙远志6克,夜交藤
30克,紫苏梗6克,香附10克,陈皮10克。7剂,每日1剂,水煎分
早晚服。

二诊:7日后复诊时,失眠、头晕、耳鸣、心悸、胫膝酸软等症俱
减,虑其受病已深,治承原法。

处方:枸杞子10克,制何首乌15克,党参12克,磁石30克(先
下),炒白术12克,茯苓30克,炒酸枣仁18克,炙远志6克,夜交藤
30克,木香3克,陈皮10克,砂仁5克(后下)。每日1剂,水煎服。

半年后随访,眩晕未再复发。

【诊疗心法要点】《黄帝内经》云:"诸风掉眩,皆属于肝",颜师
指出,诸多因素都能引起眩晕,究其根本,主因肝肾阴阳失调,肾阴
亏损,肝阳偏亢,上扰清窍,形成下虚上实、本虚标实之证。颜师强
调,治疗这类患者,用药不可疏略安神。"心为五脏六腑之大主",神
安则脏安,脏安则诸病自已。而安神定志,并用炒酸枣仁、炙远志与
茯苓三味常常跃然于颜师临证处方中。(高承琪,2009年第9期
《北京中医药》)

任继学验案 1 则

验案

王某,男,43 岁。2002 年 5 月 10 日因项后麻木 1 年余而就诊。患者由于长期伏案工作,近 1 年来自觉项后麻木,强硬不舒,寐差多梦,头部昏沉,周身无力,胸闷气短,右手指麻,偶有耳鸣,舌淡红、苔薄白腻,脉沉弦滑。颈椎双斜位 X 线片示:第 4、第 5 颈椎骨质增生,椎间孔变小。西医诊断:颈椎病。中医诊断:颈椎病。证属上虚下瘀。治以通脉导滞之法。

处方:山螃蟹 15 克,西洋参 10 克,蕲蛇 15 克,骨碎补 15 克,川芎 15 克,土鳖虫 10 克,天麻 15 克,葛根 15 克,鸡血藤 15 克,荷叶 15 克,茯苓 15 克。8 剂,每剂煎取 600 毫升,每次服 300 毫升,每日 2 次,早晚饭后服。外用舒筋散,用米醋将药粉调成糊状,敷于患处,每日 2 次。

用药 2 周后,症状消失,半年后随访,未见复发。

【诊疗心法要点】任老治疗颈椎病还特别主张内外兼治,注重外用药局部的湿敷及敷贴,使药物直达病所,增强其疗效。常选用的湿敷药物有独活、秦艽、防风、艾叶、透骨草、刘寄奴、乌梢蛇、胆南星、赤芍、骨碎补、土鳖虫、桂枝、猪苓、泽泻等,水煎后用纱布浸汁敷于项部,每日 2 ~ 3 次,每次 30 分钟,适用于气血瘀滞型颈椎病。自制舒筋散:三七、川芎、血竭、乳香、姜黄、没药、杜仲、天麻、白芷、花椒、麝香、乌梢蛇、骨碎补等,除麝香外,其他共为细末,用米醋调成糊状,摊于纱布上,将麝香搽在上面,敷于患处。干后可将药粉再用醋调成糊状再用,每剂药可用 3 ~ 5 次,15 次为 1 个疗程,适用于各型颈椎病。(景瑛,王中男,任喜尧,2008 年第 10 期《中医杂志》)

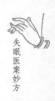

徐景藩验案2则

验案1

某女,48岁,工人。1999年8月20日初诊。主症:4个月来月经紊乱,在某医院给予激素及镇静剂治疗,停药后症状复发。刻诊:烦躁易怒,心悸失眠,头晕目眩,五心烦热,面赤盗汗,腰膝酸软,颜面及下肢轻度浮肿,二便正常,舌质红,脉细数。查血压95/75毫米汞柱,诊断为更年期综合征。辨证属肝肾阴虚。

处方:熟地黄10克,茯苓10克,牡丹皮10克,山茱萸10克,泽泻10克,山药15克,合欢花10克,厚朴花6克,绿萼梅6克,玫瑰花6克,凌霄花10克。14剂,每日1剂,煎2次早晚分服。

二诊:症状减轻,精神转佳,仍失眠,上方加酸枣仁15克、夜交藤15克,续服14剂。

三诊:症状消失,再服21剂痊愈。

【诊疗心法要点】徐老认为更年期综合征与肾关系密切。《素问·上古天真论》云:"女子……七七,任脉虚,太冲脉衰少,天癸竭,地道不通,故形坏而无子也。"妇女五十岁左右,肾气渐衰,冲任亏虚,精血不足,阴阳俱虚,不能濡养温煦其他脏器而出现各种症状。真阴亏损,阳失潜藏,故头晕、耳鸣、目眩;阴亏火盛,心肝失养则心悸而烦,潮热汗出,颧红口干。因脾阴要靠肾阴滋养才能发挥作用,故肾阴阳失调常导致心脾两脏功能失调,治疗主方六味地黄丸合五花汤。熟地黄、山茱萸滋补肝肾,山药补益脾阴,泽泻泄肾利湿,牡丹皮清泻肝火,茯苓淡渗脾阴,合欢花、绿萼梅、厚朴花、玫瑰花、凌霄花理气解郁,配合调畅情志,共奏奇效。

验案2

某女,38岁,干部。1999年2月28日初诊。患者颈肿胀,易怒失眠反复3年。经外院检查确诊为甲状腺功能亢进症,而给予甲亢平(卡比马唑)30毫克,每日3次口服,此后症状有所减轻,但停药后三碘甲状腺原氨酸(T3)、四碘甲状腺原氨酸(T4)反复回升,诸证加重,难以控制病情。刻诊:消瘦,失眠心悸,面红,性情急躁,倦怠无力,恶热,口苦而渴,舌质红、苔薄黄,脉细弦。查心率每分钟92次,双眼稍突,两手震颤,双侧甲状腺Ⅲ度肿大,无压痛,可闻及甲状腺血管杂音。辨证属肝郁火旺,并有阴虚。

处方:乌梅12克,木瓜15克,白芍12克,麦冬10克,石斛15克,昆布15克,海藻15克,桑叶10克,栀子6克,柴胡6克。每日1剂,水煎分2次服。

二诊:服7剂,睡眠明显改善,心烦明显减轻,原方照进14剂。

三诊:症清患除,查体甲状腺Ⅱ度肿大,突眼好转,继服原方21剂,1年未见复发。

【诊疗心法要点】徐老认为,甲状腺功能亢进症是临床常见的内分泌疾病,其病源在肝木经自郁,久则阳气亢奋,又极易形成木横土衰,或木火相生,或灼伤肾阳等变证,甚则导致耗血动风之候,因此治疗应从肝论治。《黄帝内经》早有"肝欲散,急食辛以散之,以甘补之,以酸泻之"的明训,治疗以甲亢平为主,方用白芍、乌梅、木瓜酸泻肝木,麦冬、石斛自抑肝亢,昆布、海藻软坚散结,柴胡、桑叶、栀子以疏肝清肝,视症状加减,收效显著。(祝正杰,2012年第12期《山东中医杂志》)

李济仁验案1则

验案

王某,男,63岁。患者血压持续偏高,屡发心前区闷痛并有紧缩感,偶遇风寒或情志不遂时更重,含服硝酸甘油片暂缓。曾做心电图提示"左室高电压",符合慢性冠状动脉供血不足之象。血脂分析:胆固醇10毫摩尔/升;β-脂蛋白7.5克/升。诊断为高血压性冠心病。症见:胸中胀痛,惊惕不安,眩晕肢体麻木,夜寐梦扰,面赤

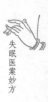

口干,舌质绛、苔少,脉细数。证属心肾不交,阴虚阳亢,血脉凝阻。治宜滋阴清热,行血活络。方以归芎参芪麦味汤加味为治。

处方:当归、潞党参、丹参、夜交藤各 15 克,川芎、五味子各 10 克,麦冬、何首乌各 12 克,黄芪 20 克。

患者服药后症状悉减,唯口干依旧,舌质仍绛,应当再增加滋阴清火之品,上方加细生地黄 20 克、鲜石斛 10 克,以退虚火。

二诊:服 7 剂后,阴分渐旺,虚火清而血行畅,夜寐亦安。虑其多梦,心肾交而不固,嘱其守方继续服用,并早晚服用柏子养心丸。月余后病安,血压稳定。

【诊疗心法要点】对多种类型的冠心病,李老均以自拟"归芎参芪麦味汤"临证加减施治,疗效显著。方中当归功擅补血活血,与"血中气药"川芎配伍,更增活血化瘀、养血活血之功,故为主药;潞党参益气生津养血,黄芪补气升阳,益卫固表,辅佐主药来共同扶正;专入血分的丹参活血通络,祛瘀止痛;麦冬养阴润肺,益肾清心,生津除烦;五味子生津敛汗,敛肺滋肾,宁心安神。(范敬,2010 年第 4 期《云南中医中药杂志》)

附:李济仁良方

归芎参芪麦味汤:当归、潞党参、丹参各 15 克,川芎、五味子各 10 克,黄芪 20 克,麦冬 12 克。该方中补气药配伍补血药,气至则血行,活血化瘀之效非常,在临床上对于各种类型的心血管疾病疗效显著。

李振华验案 1 则

验案

黄某,女,47 岁,干部。2004 年 5 月 9 日初诊。患者自述 1 年前因家庭问题而心情不畅,近半年来渐致心烦失眠,寐则噩梦纷纭,急躁易怒,记忆力减退。长期服用地西泮片、谷维素、维生素 B_1、脑清片、安神补心片等药物,疗效不佳。曾经做脑血流图、心电图等多种理化检查,未发现异常,患者非常痛苦,甚时多疑善感,悲伤欲哭,烦躁欲死,不能正常工作。现症见:失眠恶梦,头晕头沉,心急烦躁,心悸惊恐,哭泣无常,胸闷气短,腹胀纳差,倦怠乏力,舌边尖红、体胖大、苔黄稍腻,脉弦滑。证属肝郁脾虚,痰火内盛。治宜疏肝健脾,清心豁痰。方用清心豁痰汤加减。

处方:橘红、半夏、胆南星、香附、郁金、石菖蒲、栀子、白术各10克,莲子心5克,龙骨、茯苓各15克,砂仁8克,淡竹叶12克,琥珀(分2次冲服)、甘草各3克。

二诊:上方服9剂,诸证减轻,可去掉地西洋片睡4小时左右。效不更方,继服。

三诊:上方又服15剂,心急烦躁,悲伤欲哭症状消失,能安睡6小时左右,纳食增加,仍感头晕,舌质偏红、体胖大、苔薄白,脉弦细。方中去淡竹叶,加天麻10克。

四诊:上方又服12剂,精神好,唯时感心悸气短,其他症状消失,舌质淡红、苔薄白,脉弦细。方用逍遥散加减以调理肝脾,巩固疗效。

处方:当归、白芍各12克,柴胡6克,郁金、石菖蒲、香附、远志、白术、焦栀子各10克,酸枣仁、龙骨、枸杞子、茯苓各15克,甘草3克。

五诊:上方服15剂,精神、饮食均好,诸证悉平,病获痊愈,已能正常生活工作。

【诊疗心法要点】脏躁以喜悲伤甚则哭笑无常,噩梦惊恐,烦躁易怒,有如神灵所作为临床特征。因其病程长,反复发作,治疗不易,且病机认识不统一,故缺少行之有效的治疗方法。李老师在20世纪50年代时,治疗脏躁亦用甘麦大枣汤,但屡用不效。后据症状进一步分析,认为本病一般均有胸胁窜痛、心急烦躁易怒、口干口苦、脉弦等症,显系肝郁气滞,气郁化热;再据头晕头沉、腹胀纳差、舌体胖大、苔腻、脉有滑象等症,又系脾虚痰湿。肝郁化火,肝气上逆,可致痰随气升、干扰清窍、多疑善感、健忘等。按肝脾失调、痰火

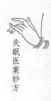

内盛、干扰清窍这一病机,以疏肝健脾、清心豁痰为法,自拟清心豁痰汤,临床收到满意效果。李师强调恢复期治疗要掌握好分寸,若过早使用逍遥散,反可使病情加重,可能与早用当归、白芍等阴分药滋阴而敛痰湿有关。在药物治疗的同时,还应注重调畅情志,增强患者战胜疾病的信心,才能收到更好疗效。(李郑生,2006 年第 10 期《中医药学刊》)

附:李振华良方

清心豁痰汤:白术 10 克,茯苓 15 克,橘红 10 克,姜半夏 10 克,香附 10 克,枳壳 10 克,小茴香 10 克,乌药 10 克,郁金 10 克,石菖蒲 10 克,栀子 10 克,莲子心 5 克,胆南星 10 克,甘草 3 克,琥珀 3 克(冲服)。

清心豁痰汤是李老在临床多年经验基础上提出的,对肝郁脾虚之脏躁有显著的效果。

裘沛然验案 1 则

验案

邢某,女,45 岁。主诉:心悸、胸闷伴胸痛反复发作 3 月余。患者曾有神经衰弱病史,长期失眠,夜梦纷扰,甚则彻夜不眠,伴心慌神倦,记忆力下降,思想不集中。自入冬以来,心悸胸闷频作。心电图示:心肌供血不足,心律不齐。西医诊为冠心病、心绞痛。刻诊:近 3 个月来有 3 次严重的心绞痛发作,胸闷气短,心悸不宁,昏昏欲倒;血压正常,曾服各种中西药物,疗效不明显;并伴有面部黑色斑点出现,纳差便干,舌质暗红、苔根黄腻,脉细结代。此为气血两亏,痰浊挟瘀阻脉。治当益气养血,通阳化瘀除痰。

处方:炙甘草 20 克,川桂枝 24 克,石菖蒲 10 克,降香 10 克,制香附 12 克,麦冬 18 克,生地黄 30 克,丹参 20 克,西红花 1 克,麻仁泥 15 克,白茯苓 15 克,制半夏 15 克,川黄连 9 克,生龙骨 24 克,生龙齿 24 克。14 剂,水煎服。

二诊:胸闷心悸明显减轻,偶有轻微胸痛,精神好转,入夜早搏明显减少,睡眠亦有改善,大便转畅。仍处原方 14 剂,水煎服。

三诊:心悸早搏、胸闷气短基本消除,心电图检查基本正常,仅晚上偶有早搏心悸,纳食增加,精神渐振,睡眠良好,尤其是面部黑色斑点大为减退、变浅。遂以原方略作增减,以善其后。

【诊疗心法要点】患者为中年女性,因工作过于操劳,耗伤心血,心失所养乃致夜不成寐;气虚血弱,心阳不振,血液推动无力,则血脉瘀阻,而出现心悸早搏、胸闷气短;气虚脾弱则运化无力而痰浊内生。针对本病患者的心气、心血、心阴、心阳诸亏虚为根本,故以益气养血、通阳化瘀为主,结合健脾化痰运中而使痰瘀逐渐消除。本方乃取仲景炙甘草汤之意,以大剂量炙甘草与川桂枝相伍,辛甘化阳以益心气、通心脉、振心阳;生地黄、麦冬等滋阴而通心脉;方中川黄连苦寒入心,清心安神,并川桂枝之温热;石菖蒲、白茯苓、制半夏化痰辟浊,疏畅胸脘。诸药合用,使心悸、胸闷胸痛、气短之重症均以康复,其效佳而迅捷。此乃师仲景法而变通用药取效之例证。裘教授告诫学生说:此方中炙甘草与川桂枝必须用稍大剂量,尤其针对症情较重者,甚至可增量至 30 克方能见良效。(裘端常,2008 年第 3 期《上海中医药杂志》)

颜德馨验案 1 则

验案

杨某,男。秉性正直,肝胆为瘁,荣卫乖违,气滞血瘀,脏腑失衡,少寐多梦,梦呓喃喃,面苍不华,耳鸣,神萎,房事索然,胃呆口臭,血糖偏高,又有脂肪肝为患。脉弦细、舌紫、苔腻。亟为调其血气,令其条达而致和平,功在却病,不求峻补。

处方:柴胡 90 克,赤芍 90 克,枳壳 90 克,生地黄 300 克,牛膝 90 克,桔梗 60 克,川芎 90 克,当归 90 克,甘草 45 克,红花 90 克,桃仁 90 克,磁石 300 克,川黄连 45 克,菖蒲 90 克,酸枣仁 150 克,苍术 90 克,白术 90 克,灵芝 90 克,黄芪 300 克,枸杞子 90 克,丹参 150 克,肉苁蓉 90 克,蛇床子 90 克,生蒲黄 90 克(包),法半夏 90 克,韭菜子 90 克,茯苓 90 克,青皮 45 克,陈皮 45 克,吉林人参 60 克(另煎冲),台乌药 60 克,地锦草 300 克,西洋参 60 克(另煎冲),远志 90 克,生山楂 150 克,郁金 90 克,知母 150 克,胎盘 1 具。上味煎取浓汁,文火熬糊,入龟甲胶、鹿角胶各 90 克,蛋白糖 500 克,收膏。每晨以沸水冲饮一匙。

【诊治心法要点】病者事繁案杂,肝胆不和,必致荣卫乖违,气血不畅。其所具症状,皆缘肝郁气滞,痰瘀交困,致使五脏元真不得通畅使然。对此证,颜老喜用王清任血府逐瘀汤,盖血府逐瘀汤能使气通血活,生化有复其常度。此证最忌腻补,否则壅结更甚,故全方以疏肝理气、祛瘀化浊为主。血府逐瘀汤疏肝之力稍嫌不足,故再以青皮、陈皮、台乌药、郁金疏肝理气,以生蒲黄、丹参活血。方中之所以辅以苍术、白术合二陈汤、生山楂等运脾化痰,健运中州,不仅为脂肪肝而设,更可防药物困其运化。对于辨证属于脾虚湿盛的高脂血症患者,颜老喜用二术二陈汤,该方在二陈汤基础上加用苍术、白术,二者相合,标本兼治,为颜老治疗高脂血症的常用方。如前所述,此证在于"通补""清补"。通补者,以气血畅通为补;清补者,以质轻味薄为补。故慎用熟地黄、何首乌、胎盘等味厚者,而用灵芝、枸杞子、肉苁蓉等味薄之品补益肝肾。(杨志敏,谢东平,颜德馨,2005 年第 12 期《上海中医药杂志》)

张灿玾验案 1 则

验案

某女,老年。患者 30 年前曾因家事不和,生活环境欠佳,导致多种疾病。近 10 余年,经多家大小医院检查治疗,并因子宫肌瘤做过切除手术。据多家医院检查,患有高血压、冠心病、自主神经紊乱等病。现主要感觉是失眠较甚,心烦头晕,失去生活乐趣,精神不振,表情凄楚,痛苦悲伤,难以言状,饮食一般,小便正常,大便时干时稀,舌暗红、苔淡黄微干,左脉沉而有力,右脉沉弦。据患者泣诉,因精神创伤后导致多种疾病,长期心情抑郁导致脏腑功能紊乱,神志失于调节,凡此等疾病,非单靠药物所能收全功者,遂为详析病因,分析利害,并明示:治法首在治神,次在治病。治神者,排解病因,正视现实,协调关系,再用药物以调其脏腑,疏其血气,安其神志,并治诸病症。

处方:柴胡10克,黄芩10克,制半夏10克,太子参10克,生龙骨15克,生牡蛎15克,丹参15克,百合10克,合欢皮10克,麦冬10克,五味子6克,全栝楼10克,檀香10克,远志10克,石菖蒲10克,琥珀粉10克(冲)。

服用10余剂效果甚好,嘱继服此方。前后服药共30余剂,效甚好,再嘱病已好,后当好自为之以往为戒。

【诊疗心法要点】张老师认为,治病应详细询问患者的病情,绝不可相对斯须便处汤药。我非常认同张老的说法,医生治病很多时候尤其是关于神志方面的疾病,仅仅靠药物治疗,效果是非常微弱的,更重要的是注意对患者情志的疏导,情志因素解决了,患者甚至可不药而愈。此即治病善治人,这个病案中患者为一老年女性,除用药物综合调整外,还在精神方面加以开导,通过大量的思想工作解开了患者的心结,对于疾病康复起到了决定性的作用。(李玉清2012年第7期《山东中医杂志》)

周仲瑛验案1则

验案

王某,男,30岁。1984年8月15日初诊。结婚半年,同房时不能射精但房事后又常遗精,爱人一直未孕,困惑之至。失眠,精神欠佳,两胁酸痛,舌质淡隐紫、舌苔薄白,脉细弦。证属肝气郁结,疏泄失司,精关不通。拟予解郁通关法。

处方:醋柴胡5克,炒白芍10克,丹参15克,煅龙骨15克(先煎),煅牡蛎25克(先煎),柏子仁10克,制香附10克,九香虫3克,小茴香5克,丁香3克,红花10克,车前子10克,合欢花6克。14剂,常法煎服。

二诊(9月1日):药后尚可睡眠,稍有好转,舌质淡隐紫、舌苔薄,脉细弦。原方去车前子、制香附,加石菖蒲8克、生甘草3克、炙远志5克,15剂。

三诊(9月22日):药后已能射精,睡眠亦佳,但仍疲劳乏力,舌质隐紫,脉细弦。原方去车前子、制香附、丹参,加石菖蒲8克、生甘草3克、炙远志5克、枸杞子10克,14剂以善其后。

【诊疗心法要点】本案患者,周老从肝气郁结、疏泄失司立法组方,以醋柴胡、制香附、合欢花疏肝解郁为君;以炒白芍、生甘草、枸杞子养阴柔肝为臣;佐以丹参、红花、九香虫化瘀通关,车前子、石菖蒲化湿清热,柏子仁、炙远志安神宁心;芳香通肾的小茴香、丁香引经为使,且防煅龙骨、煅牡蛎收敛涩精而可能阻塞精路之弊。(陈四清,徐福松,2008年第12期《江苏中医药》)

张学文验案1则

验案

南某,女,35岁,教师。2005年12月31日初诊。患者四肢乏力8年余,加重2周。8年前无明显诱因出现右下肢无力,站立不稳,无明显感觉障碍,大小便正常,后左上肢力量渐弱,渐波及右臂、左腿,由远端向上延伸,并出现肌肉颤动,两医院均诊断为运动神经元病、进行性肌萎缩。应用神经生长因子、肌苷等治疗效果不佳,近2周来感觉肌无力明显加重。刻下症:四肢无力,以右侧为著,四肢肌肉颤动,食纳较差,眠差,梦多,大小便正常,舌暗红、苔薄黄,右脉沉细略涩。神经系统查体:颅神经(-),四肢肌肉萎缩,右侧肢体萎缩明显,四肢肌张力下降,右侧上下肢肌力Ⅲ级,左侧上下肢肌力Ⅳ级,四肢腱反射下降,病理反射未引出,全身浅深感觉对称正常。中医诊断为痿证。证属脾肾两虚,瘀血阻滞。治宜温补脾肾,活血化瘀。

处方:黄芪20克,天麻12克,菟丝子15克,川芎10克,白术12克,神曲15克,麦芽15克,山楂15克,怀牛膝15克,桂枝10克,当归10克,红花6克,鹿角胶10克(烊化),鹿衔草15克,桃仁10克,杜仲10克,山茱萸10克,葛根10克,枸杞子10克,伸筋草12克,太子参12克,黄连6克。20剂。

二诊(2006年1月20日):四肢无力较前明显改善,右手可以握筷,但仍觉无力,四肢肌肉颤动较前明显减轻,食纳增进,睡眠改善,诉现可每晚熟睡5～6小时,舌暗红、苔薄、根略黄,右脉沉细略弦。四肢经脉已转通,气血虽趋充盈,但因素体虚弱,久患痿证,故气血仍虚,脾肾仍亏。恐大虚不耐峻补,故原方去鹿角胶,怀牛膝易为川牛膝以图缓,继服20剂。药后病情明显好转,精神振奋,四肢肌力大大改善,右手已能执笔写字,左手执物自如,四肢肌肉颤动基本消失,纳可,夜寐安,二便调,舌暗红、苔薄、根黄,脉沉弦。上方加黄柏10克、知母10克。嘱服10剂后,将上方药量增加至4倍,炼蜜为丸,每次服6克,每日2次,早晚服。定期随访,病情稳定。

【诊治心法要点】痿证是以四肢无力为主要临床表现的一种疾病。对于本病《黄帝内经》早有记载,在《素问·痿论》篇中对其病因病机及治疗进行了较为系统的论述,提出了"治痿独取阳明"的著名论断,为后世治疗本病确立了原则。肾为先天之本,脾为后天之本,后天依赖先天的推动促进,先天依赖后天的资生充盈,先天与后天相互依赖,相互为用。本例患者先天禀赋不足,后天调养失宜,故见脾肾两虚,脾肾两虚鼓动气血无力而见瘀血阻滞。张教授紧扣这一病机,辨证细腻,组方灵活,随证化裁,善于变通,故取得了满意的疗效。(张军文,2007年第1期《山西中医学院学报》)

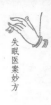

干祖望验案 3 则

验案 1

李某,女,45 岁,教师。1978 年 10 月 19 日初诊。恙由其父患食管癌病故,操劳悲恸过度。初感头昏神疲,夜寐不宁,继则咽中如异物,甚而吞咽不利,噩梦频频。两眼视物昏渺,每疑与乃父病类似,曾多次检查,均未见异常,诸药不效而就诊。诊得患者面色无华,精神恍惚,疑虑重重,所指咽部不适却无一定处。咽喉俱未见明显异常,舌红、胎薄,脉细。证属肝郁脏躁。心失所养。取甘麦大枣汤加减。

处方:炙甘草 5 克,小麦 30 克,大枣 7 枚,百合 12 克,干地黄 12克,当归 10 克,白芍 10 克,酸枣仁 15 克。5 剂,每日 1 剂,水煎服。并嘱解除疑虑、逸志怡情。

二诊(10 月 24 日):用药 5 剂后,咽部不适感日趋改善,睡眠亦实,唯头痛未减。原方加川芎 5 克,续服 10 剂,诸证渐解。

【诊疗心法要点】甘麦大枣汤本是妇人脏躁的经典方。《金匮要略》:"妇人脏躁,喜悲伤,欲哭,象如神灵所作,数欠伸,甘麦大枣汤主之。"经谓:肝苦急,急食甘以缓之。本方重在养心柔肝、润燥除烦,合百合、干地黄、当芍、白芍、酸枣仁等以增柔润、养血、安神之力。诸脏得润,心安神宁,则异感顿除。临床上甘麦大枣汤也是治疗顽固性神经衰弱,更年期综合征的主要方剂。

验案 2

徐某,男,38 岁,汽车司机。1985 年 5 月 9 日初诊。患者反复发作鼻衄半月余,曾在当地医院行后鼻孔填塞术共 3 次,并予相关的药物治疗。症见:面色萎黄,头昏心慌,失眠,神倦懒言。舌质淡、边有齿痕、苔腻微黄燥,脉数而无力。证属心脾两虚。以养心健脾、益气摄血为法,佐以凉血止血。

处方:党参 10 克,藕节炭 10 克,侧柏叶 10 克,焦白术 10 克,当归 10 克,茯神 10 克,酸枣仁 10 克,血余炭 10 克(包),黄芩 9 克,甘草 3 克。3 剂,每日 1 剂,水煎服。

二诊(5 月 12 日):服药后,鼻衄症状消失,头晕心慌减轻,睡眠尚可,精神较前为佳。舌淡红、苔微腻略显黄色,脉弦微数。原方去藕节炭、血余炭,加生黄芪 10 克、陈皮 6 克。

处方:党参 10 克,焦白术 10 克,当归 10 克,茯神 10 克,酸枣仁 10 克,生黄芪 10 克,侧柏叶 10 克,陈皮 6 克,黄芩 9 克,甘草 3 克。

续服 3 剂而病愈。

【诊疗心法要点】夏鼎《幼科铁镜》:"脾热传肺,血从鼻出。"此案乃脾虚鼻衄,如赵濂《医门补要》中云:"肺主气,脾统血,肺虚气不外护,脾虚血失中守,若阴络一伤,逼血上溢清道而出。"所以宜用补气摄血、养心健脾一法,止衄归脾汤为首选方剂(黄芪、党参、白术、熟地黄、当归、山药、棕榈炭、血余炭、甘草、大枣)。干老认为,此型鼻衄多病程较长,血液检验均有贫血之象,初治宜用该方,收效后可改用归脾丸固本。

验案 3

陆某,女,6 岁。1987 年 5 月 4 日初诊。主诉:耳鸣、听力减退数月,心烦失眠。查见耳部正常,舌红、苔薄黄,脉沉缓。

处方:生地黄 10 克,黄连 1.5 克,龙胆草 3 克,山栀子 10 克,竹叶 10 克,灯心草 10 克,石菖蒲 3 克,升麻 3 克,葛根 5 克,黄柏 6 克。

服用 5 剂后,耳鸣低,听力自觉提高。继服 10 剂后痊愈。

【诊疗心法要点】益气升清是干老常用治法之一。因耳、鼻、咽喉皆为清空之窍,以通为用,以清气为养,唯有清阳出上窍,邪气无以逗留,诸窍始能得以清空,而发挥生理作用。在治疗耳鸣中最常用。(邵健民,1991 年第 1 期《山东中医杂志》)

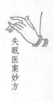

王琦验案 3 则

验案 1

某女,52 岁。2011 年 3 月 2 日初诊。1998 年因离异后情绪低落,2001 年诊断为轻度精神分裂症,于西医院接受治疗,3 年后病情好转。2005 年因宫颈癌行盆腔清扫手术,术后无复发。2006 年因家庭变故再度引发患者精神抑郁,服抗抑郁药至今。期间多发他病,心情不畅。刻诊:失眠 4 年余,每日服地西泮片 2 片,每晚间断性睡 4 小时,多梦易醒,白天精神差,疲惫不堪。平素易出汗、动后甚,恶风畏寒,纳不香,大便 3～7 日 1 行,舌淡、苔薄。脉沉细。证属失眠,气虚肝郁。拟以疏肝解郁为法。

处方:夏枯草 20 克,法半夏 10 克,紫苏叶 10 克,百合 30 克,生龙骨 30 克,生牡蛎 30 克,桑叶 20 克,稽豆衣 30 克,白术 30 克,杭白芍 30 克,炙甘草 10 克,郁金 12 克。30 剂,水煎服,每日 1 剂。

二诊(4 月 6 日):可熟睡 4 小时以上,精神佳,疲惫乏力症状缓解,可操持家务,大便 2 日 1 行,出汗已控制。王教授再拟方治之。

处方:白术 30 克,枳壳 10 克,白芍 30 克,百合 20 克,紫苏叶 10 克,法半夏 10 克,夏枯草 20 克,刺五加 15 克,郁金 15 克,莪术 20 克,珍珠母 30 克,炙甘草 10 克。30 剂,水煎服,每日 1 剂。

三诊(5 月 11 日):可顺利入睡,乏力已除,大便顺畅,再以血府逐瘀汤加味。

处方:柴胡 12 克,枳壳 10 克,桔梗 10 克,川牛膝 15 克,桃仁 10 克,红花 10 克,当归 10 克,川芎 10 克,干地黄 15 克,赤芍 10 克,杭白芍 30 克,生甘草 6 克。30 剂,水煎服,每日 1 剂。

后随访,诉症状消失,精神情绪如常。

【诊疗心法要点】患者虽以失眠为主诉,但其原因为生活境遇突变,诱发精神刺激,导致情志不遂,睡眠障碍。这类病例在临床上颇为多见。王教授常讲授道,专病须以专方、专药治。中医自古以来就重视辨病与方药的对应关系。张仲景《金匮要略》以专病成篇,其所指"辨病脉证治"乃体现专病专方思想,如百合病以百合剂,黄疸病以茵陈剂,蚘厥用乌梅丸等,《肘后方》用青蒿治疟疾。现代医家姜春华指出:"古人有专病、专方、专药,不要有唯证论观点。"王教授认为专药用量宜大,专药不宜单用,应与治体药、治病药、治证药配伍使用。

验案2

某女,37岁。2011年5月8日初诊。患者诉因4年前错服抗抑郁药后,致精神紧张,夜间无法入睡,后长期失眠。现须服地西洋片入睡,睡后易醒,多梦,每夜断续睡4~5小时即醒,白天精神差,平素易怒,经前期脾气暴躁,月经30日1行,每次6~7天,量少、色中。纳差,纳不香,大便不成形,每日1~2次,量少,小便可,舌淡紫胖,脉弦细。证属气郁质失眠。治以解郁除烦、潜阳入阴之法。

处方:柴胡12克,薄荷10克,郁金20克,石菖蒲10克,制苍术20克,淡豆豉10克,炒栀子10克,夏枯草20克,法半夏10克,百合20克,紫苏叶10克,生龙骨30克,生牡蛎各30克。21剂,水煎服,每日1剂。

二诊(6月8日):患者自诉已停用安眠药数日,每晚可熟睡5~6小时,日间心情舒畅,经期平稳,大便正常,诸证得以缓解。王教授予前方加合欢皮20克。

处方:柴胡12克,薄荷10克,郁金20克,石菖蒲10克,合欢皮20克,制苍术20克,淡豆豉10克,炒栀子10克,夏枯草20克,法半夏10克,百合20克,紫苏叶10克,生龙骨30克,生牡蛎30克,合欢皮20克。再予其21剂,待诊。

【诊疗心法要点】该患者如验案1,同样因他事扰心,导致情志不遂,失眠抑郁。因此,王教授强调,治疗失眠,不可单纯以宁心安神之法组方用药,不究其病因,往往事倍功半。在王教授治疗失眠的组方中,药对亦是其常用之法。"药对"含义有二:其一,指与病的"相主对"的药物而言,见于南北朝徐之才《药对》;其二,指由两味

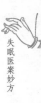

药搭配而形成有特定配伍功效的处方用药。二者或寒热互用,或补泻兼施,或散敛协同,或升降相须,或刚柔相济,或润燥制宜,或动静配合等,临证中可以一两个或多个药对寓于处方中配合应用,以增强疗效。上方中,王教授以柴胡配薄荷,石菖蒲配郁金,意在疏肝理气,活血解郁。同时,王教授还强调,许多郁证患者因长期情志抑郁,肝气不畅,后郁而化火,西医通常以抗抑郁药"抑制"来掩盖现象,而中医须"宣发"以使肝气条达,故用炒栀子,并且必要时可大量应用以达功效。

验案3

某女,51岁。2010年11月3日初诊。患者诉自1999年开始出现失眠,神情淡漠,不喜与人交流,后被诊断为抑郁症,经抗抑郁治疗后病情好转,睡眠仍需服安眠药维持。每夜断续睡4~5小时,多梦易醒。平素易胸闷,舌暗、苔白,脉细涩。证属气郁质兼血瘀质,失眠。王教授以血府逐瘀汤加味为治。

处方:柴胡12克,枳壳10克,川牛膝10克,桔梗10克,川芎10克,桃仁10克,红花10克,当归10克,地黄10克,赤芍10克,酸枣仁30克,黄连10克,丹参15克,甘松15克。21剂,水煎服,每日1剂。

二诊(11月24日):患者自诉睡眠有所改善,但仍有抑郁情绪。王教授再以逍遥散加减,疏肝解郁。

处方:柴胡12克,当归10克,白芍10克,茯苓10克,白术10克,薄荷6克(后下),郁金20克,石菖蒲10克,法半夏10克,炙甘草6克,磁石20克,桂枝10克,大黄6克,生龙骨30克,生牡蛎30克,徐长卿15克,甘松15克。21剂,每日1剂,水煎服。

三诊(12月15日):睡眠明显改善,每晚可熟睡6小时,抑郁症状好转,心情较前舒畅,再以小柴胡汤合柴胡加龙骨牡蛎汤加减以巩固疗效。

处方:柴胡12克,郁金20克,石菖蒲10克,黄芩15克,法半夏10克,生姜10克,党参15克,桂枝10克,茯苓20克,生大黄6克,磁石 20 克,生龙骨 30 克,生牡蛎 30 克,刺五加 20 克,苦参 20 克,甘松 15 克,夏枯草 20 克,紫苏叶 15 克,百合 30 克,丹参 15 克。21 剂,每日 1 剂,水煎服。

后随访,西药已停,睡眠正常,情绪渐佳。

【诊疗心法要点】血府逐瘀汤出自清代医家王清任所著《医林改错》,该方以活血化瘀之药配伍疏肝解郁之品,再以凉血清热的地黄配以当归养血润燥,使瘀去不伤阴。全方动静结合,升降有序,阴阳相济,既行血分瘀滞,又解气分郁结,王教授在临床上常用本方治疗抑郁症患者的顽固性失眠。而逍遥散出自《太平惠民和剂局方》,是疏肝解郁、调理肝脾的著名方剂。王教授常以此方作为气郁质调体的主要方剂。同时在临证时,他还强调方中柴胡和薄荷的使用,据《医贯》记载:"以一方治木郁,而诸郁皆解,逍遥散是也,方中柴胡、薄荷二味最妙……柴胡、薄荷能发散,温能入少阳,古人立方之妙如此。"柴胡味苦、辛,性微寒,专入肝胆经,功能疏肝解郁、升举阳气,而气郁质的形成多因长期情志不畅、气机郁滞所成,肝性喜条达而恶抑郁,故柴胡为临床调节气郁质的要药。(郑璐玉,王琦,2012 年第 7 期《中华中医药杂志》)

王子瑜验案 2 则

验案 1

郭某,女,51 岁,干部。1978 年 6 月 5 日初诊。自诉已绝经 11 个月,从 1977 年 8 月开始,常感头晕,头痛,耳鸣,失眠,少腹左侧及阴部发冷,抽痛难忍。近半年来自觉面部烘热潮红,头晕耳鸣,失眠梦多纷纭,手足心热,心悸自汗,时而畏寒背冷,食少便溏,神倦浮肿,腰腿酸软怕冷,夜尿多,余沥不尽,少腹及阴部发冷抽痛。舌尖红、苔薄白,脉沉细弱,血压 160/105 毫米汞柱。证系肾阴肾阳俱虚。治宜温肾阳,滋养肾阴。

处方:熟地黄 12 克,山药 15 克,山茱萸 10 克,枸杞子 12 克,生

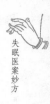

牡蛎30克,肉苁蓉12克,胡芦巴12克,杜仲10克,鹿角胶10克,菟丝子12克,交泰丸10克(分冲)。6剂,每日1剂,水煎服。

二诊(6月11日):自觉头晕耳鸣自汗等症状显著减轻,睡眠亦好,少腹冷痛好转,唯便溏浮肿如故,前方去交泰丸加补骨脂10克。

处方:熟地黄12克,山药15克,山茱萸10克,枸杞子12克,生牡蛎30克,肉苁蓉12克,胡芦巴12克,杜仲10克,鹿角胶10克,菟丝子12克,补骨脂10克。6剂,每日1剂,水煎服。

三诊(6月17日):患者自诉上述诸证基本消失。但若过于劳累或情绪不快,仍感头晕,下肢轻度浮肿。再以参苓白术丸合杞菊地黄丸继服巩固疗效。1979年2月13日,因患白带多来门诊就医,据述以前症状已基本痊愈。

【诊疗心法要点】本病是妇女绝经后的典型病例,大家所熟知的"更年期综合征"。但本病是肾的阴阳俱虚。采用的是六味地黄丸加减,配以温补肾阳的药物。六味地黄丸是补肾名方,六味地黄丸以滋补肾阴为主,它可以达到三阴同补(补肾阴、补肝阴、补脾阴)的效果,熟地黄可以补肾阴;山茱萸则是肝肾同补,通过补肝来达到补肾的目的;山药能健脾益肾,通过健脾来补后天。再配以枸杞子、肉苁蓉温养肾阳。

验案2

李某,女,46岁,教师。1978年7月5日初诊。主诉:从今年3月开始,常感头晕头痛,面部阵阵潮热,心悸心慌,自汗,有时自觉头面上肢发麻发凉,甚至凉透胸背,或突然昏厥,片刻即醒。手心灼热,夜难入眠,腰酸痛,大便干,2~3日1次,舌质红、无苔,脉细数。曾因发昏厥住某医院诊治,查脑电图及心电图均无异常。西医诊断更年期综合征。治疗1个多月,病情时好时坏,故出院找中医治疗。辨证为心肾不交。治宜滋补肾阴,养心安神。

处方:熟地黄15克,生地黄15克,天冬15克,麦冬15克,石斛10克,太子参20克,五味子10克,丹参10克,夜交藤12克,莲子心10克,生龙骨30克,生牡蛎30克,远志6克。6剂,水煎服,每日1

剂。

二诊(7月11日):6剂后,自诉心悸心慌等症状减轻,睡眠好转,未发昏厥,但仍出汗,大便秘结,5日未通,前方去莲子心、丹参,加酸枣仁2克、浮小麦30克、全栝楼30克。

处方:熟地黄15克,生地黄15克,天冬15克,麦冬15克,石斛10克,太子参20克,五味子10克,夜交藤12克,浮小麦30克,全栝楼30克,生龙骨30克,生牡蛎30克,远志6克,酸枣仁2克。6剂,水煎服,每日1剂。

三诊(7月17日):6剂后,自诉心悸心慌基本消失,出汗已止,大便通畅,精神好转。改用补心丹合六味地黄丸继服巩固疗效。半年后来门诊复查,症状基本消失,恢复工作。

【诊疗心法要点】交泰丸是一首治疗心肾不交的著名方剂。阴阳失乖,水火不济,人病失眠,可与交泰丸。交泰丸,交济水火,黄连苦寒,入少阴心经,降心火,不使其炎上;肉桂辛热,入少阴肾经,暖水脏,不使其润下;寒热并用,如此可得水火既济。本病患者证属心肾不交,予以清火安神,交通心肾。本病与验案1不同的是此患者心火偏亢,治疗时重在清心火,使得水火相济,交通心肾,病症自除。(张雷,2007年第4期《中医杂志》)

王自立验案5则

验案1

张某,女,48岁。患者自述2年前出现心烦易怒,失眠,每晚睡眠时间不足2小时,且入寐难,多梦。病发后每晚睡前服地西洋片,已由开始的1片增至2片,被某医院诊断为更年期综合征,相应治疗后效果不佳,遂求治于王老。症见:心烦不寐,眩晕,常伴心悸,五心烦热,手心汗出多,口干咽燥,便秘,舌红少苔,脉细数。诊断:不寐。证属肾水不足,心火亢盛。患者年近五旬,肝肾渐亏,肾水不足,不能制火,心火亢盛,发为此病。治宜滋肾清火。

处方：黄连10克，阿胶10克(烊化)，白芍15克，黄芩10克，鸡子黄2枚(冲)，龙骨30克(先煎)，牡蛎30克(先煎)，甘草10克，生姜3片，大枣5枚。3剂，水煎服，每日1剂。并嘱患者停服西药。

二诊：患者服药后每晚能睡5~6小时，且夜梦减少。上方加酸枣仁30克。

处方：黄连10克，阿胶10克(烊化)，白芍15克，黄芩10克，酸枣仁30克，鸡子黄2枚(冲)，龙骨30克(先煎)，牡蛎30克(先煎)，甘草10克，生姜3片，大枣5枚。

继服2周后睡眠恢复正常，伴随症状均已消失。

【诊疗心法要点】患者为更年期女性，其在此阶段出现月经紊乱、烘热汗出、潮热面红、心烦易怒、失眠多梦等多种症状，为更年期综合征的表现。肾为先天之本、经水之源。妇女50岁左右肾气渐衰，天癸将绝，冲任亏虚，从而产生肾气亏虚、阴阳失衡等一系列病理变化。正如《素问·上古天真论》中说："女子七岁肾气盛，齿更发长，二七而天癸至，任脉通，太冲脉盛，月事以时下……七七任脉虚，太冲脉衰少，天癸竭，地道不通，故形坏无子也。"由于肾阴亏虚，水不涵木，水不制火，致心肝之火旺于上，从而出现更年期诸证，属本虚标实之证，其本为肾阴亏虚，其标为心肝火旺。因此，治以滋补肾阴为主，降心肝之火为辅，最终达到阴阳平衡。本病诊断为不寐，病位在心肾，肾精不足，清窍失养，故见头晕目眩。肾开窍于二阴，肾阴为一身阴气之源，真阴一亏，则肠道失润，而见便秘。手少阴心经支脉从心系上夹于咽部，心经有热则口燥咽干；阴液耗伤，虚火内生，热逼津液外泄，而见手心汗出；虚热内蒸，阴虚火旺，故见五心烦热，舌红少津，脉细数；心火亢盛，则心悸，不寐。黄连阿胶汤主治少阴热化证。其病机属阴虚火旺，故与本病之病机相同。黄连意在清独亢心火以除烦热，黄芩与之相配，苦寒直折心火，并使阿胶滋而不腻。阿胶乃血肉有情之品，补真阴，资肾水；2枚鸡子黄养心血、安心神，佐黄连、黄芩于降心火中补心血；白芍佐阿胶，于补阴中敛阴气，水升火降，水火既济，心肾相交，则心烦、不得眠诸证自除，加龙骨、牡蛎意在安神潜阳，使阳入于阴而入寐，并能固涩敛汗，加酸枣仁养心安神。用黄连阿胶汤治疗本病,疗效满意。

验案2

某女,30岁。1980年10月5日初诊。患者孕3个月不慎致小产后,出现不寐,心悸,彻夜辗转难眠,烦躁不知所苦,眩晕耳鸣,精神疲惫,食少纳差。舌红少苔,脉细数。证属阴虚火旺。治宜滋阴清火,养心安神。投天王补心丹加减为治。

处方:生地黄10克,玄参10克,麦冬10克,天冬10克,当归10克,丹参10克,人参10克,远志10克,酸枣仁10克,柏子仁10克,朱砂1.5克,茯苓10克,五味子6克,黄连6克。5剂,水煎服,每日1剂。

二诊:服药5剂后,已能入寐4小时,心悸烦躁减轻,似感手足心热、盗汗、腰膝酸软。再以知柏地黄汤治之。

处方:生地黄10克,山茱萸15克,山药10克,泽泻10克,茯苓10克,牡丹皮6克,知母6克,黄柏6克。10剂,水煎服,每日1剂。

连服10剂后,诸证基本消失,后停药调养2个月,全症获愈。

【诊治心法要点】肾为真阴之根,统五脏之精,肺为真气之本,司百脉之气。患者小产后,阴伤精损,阴不敛阳,水不济火,精不化气,气不归精;而壮火食气,火灼金伤,肾虚必盗母气,金损必致肺枯,肺肾俱困,他脏不免;水不涵木,肝病传脾,土不生金,清肃不降,金不平木,木复生火,火性炎上,上扰于心,心意烦乱,不知所以,竟夕无寐,虚里穴动,少气懒言,食减身瘦,故应以水济火、滋阴潜阳法为治。

验案3

杨某,女,35岁。1994年8月4日初诊。患者失眠7年,夜寐梦多,甚至彻夜不眠,神疲乏力,略感口干,心中烦闷,舌质红、苔薄黄,脉弦。证属肝胆郁热,肝肾阴亏。方用龙胆泻肝汤加减。

处方:龙胆草、滑石(包)、车前草各10克,栀子9克,黄芩12克,柴胡12克,泽泻12克,当归15克,生地黄15克,生龙骨15克,生牡蛎 15 克,甘草 6 克。3 剂,水煎服,每日 1 剂。

二诊:服药 3 剂后,患者睡眠改善,每晚可睡 6 小时。再投上方 10 剂,以巩固疗效。

【诊疗心法要点】龙胆泻肝汤主治肝胆实火、下焦湿热所致的各种病症。方中龙胆草苦寒以清肝胆实火,伍以黄芩、栀子助君药泻火,配泽泻、车前草清热利湿,用生地黄、当归滋阴养血,标本兼顾,柴胡与甘草一为引经,一为调和。王老师认为,龙胆泻肝汤制方法度严谨,攻守兼备,但方中苦寒清热之品较多,最易败胃,故临证切勿过剂,中病即止。

验案 4

李某,女,47 岁。2009 年 12 月 29 日初诊。患者 1 个月前无明显诱因出现入睡困难,自服地西洋片 2 片后睡眠方可改善。停药后仍入睡困难,烦躁,多汗,纳差,大便稀,小便调。舌质淡红、苔白腻,脉弦滑。中医诊断:不寐。证属痰热内扰。治宜化痰清热。治拟温胆汤化裁。

处方:竹茹 10 克,枳壳 15 克,半夏 10 克,陈皮 10 克,茯苓 10 克,五味子 15 克,生龙骨 30 克,栀子 5 克,甘草 5 克。水煎分服,每日 1 剂。

二诊:服药后,患者睡眠、烦躁、多汗好转,舌淡胖、齿痕、苔薄白,脉沉弦。肝脉仍弦,当加入疏肝药。

处方:竹茹 10 克,枳壳 15 克,半夏 10 克,陈皮 10 克,茯苓 10 克,五味子 15 克,生龙骨 30 克,栀子 5 克,甘草 5 克,柴胡 15 克,连翘 15 克,马齿苋 30 克。7 剂,水煎分服,每日 1 剂。

三诊:患者睡眠、多汗好转,白带发绿。原方加入山药、黄柏等健脾祛湿。

处方:竹茹 10 克,枳壳 15 克,半夏 10 克,陈皮 10 克,茯苓 10 克,五味子 15 克,生龙骨 30 克,栀子 5 克,甘草 5 克,柴胡 15 克,连翘 15 克,马齿苋 30 克,山药 30 克,芡实 30 克,黄柏 10 克。7 剂,水煎分服,每日 1 剂。

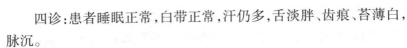

四诊:患者睡眠正常,白带正常,汗仍多,舌淡胖、齿痕、苔薄白,脉沉。

处方:竹茹 10 克,枳壳 15 克,半夏 10 克,陈皮 10 克,茯苓 10 克,五味子 15 克,生龙骨 30 克,栀子 5 克,甘草 5 克,柴胡 10 克,连翘 15 克,马齿苋 30 克,山药 30 克,芡实 30 克,黄柏 10 克,桂枝 10 克,甘草 10 克。水煎分服,每日 1 剂。

服药 7 剂而愈。

【诊治心法要点】温胆汤出自南宋陈无择《三因极一病证方论》,张秉成对此方论述颇为精炼:"夫人之六腑,皆泻而不藏,唯胆为清净之府,无出无入,寄附于肝,又与肝相为表里。肝藏魂,夜卧则魂归于肝,胆有邪,岂有不波及于肝哉?且胆为甲木,其象应春,今胆虚即不能遂其生长发陈之令,于是土得木而达者,因木郁而不达矣。土不达则痰涎易生,痰为百病之母,所虚之处,即受邪之处,故有惊悸之状。此方纯以二陈竹茹枳实生姜,和胃豁痰,破气开郁之品,内中并无温胆之药,而以温胆名方者,亦以胆为甲木,常欲其得春气温和之意耳。"罗东逸谓:"和即温也,温之者,实凉之也。"

验案5

张某,女,38 岁。不寐 3 年,于 2008 年 6 月 6 日初诊。患者自诉失眠 3 年,入睡困难,甚至彻夜不眠,夜寐梦多,神疲乏力,心中烦闷,略感口干,伴有口苦,舌质红、苔薄黄,脉弦。中医诊断:不寐。证属肝胆郁热。治宜清肝泻火,安神定志。治拟龙胆泻肝汤化裁。

处方:龙胆草 30 克,黄芩 10 克,栀子 10 克,当归 15 克,生地黄 10 克,泽泻 10 克,柴胡 10 克,甘草 10 克,生龙骨 30 克,生牡蛎 30 克。水煎分服,每日 1 剂。

二诊(6 月 11 日):继服 3 剂,患者即安然入睡,但恐清泻之力太过,减龙胆草至 15 克、栀子至 5 克。

处方:龙胆草 15 克,黄芩 10 克,栀子 5 克,当归 15 克,生地黄 10 克,泽泻 10 克,柴胡 10 克,甘草 10 克,生龙骨 30 克,生牡蛎 30 克。水煎分服,每日 1 剂。

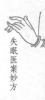

【诊疗心法要点】《普济本事方》云"平人肝不受邪,故卧则魂归于肝,神静而得寐,今肝有邪,魂不得归,是以卧则魂扬若离体也。"恼怒伤肝,肝失条达,气郁化火,上扰心神则不寐。其治在肝,老师以龙胆泻肝汤化裁治之。方中龙胆草泻火除湿;黄芩清少阳之热;栀子泻三焦之火;泽泻清利小便,给湿热以去路。因龙胆草、黄芩、栀子皆苦寒之品,而肝为藏血之脏,肝经实火及苦寒之品,易伤阴血,故用生地黄、当归滋阴养血以柔肝,柴胡疏畅肝胆之气,并能引诸药归于肝经。(李文艳,2003 年第 9 期《新中医》)

王灿晖验案 3 则

验案 1

柴某,女,47 岁。2010 年 8 月 28 日就诊,患者主诉失眠,每天睡眠时间只有 4 小时左右,时有心慌不适,时而面红潮热汗出,夜间尤甚,腰痛乏力,怕冷,形瘦,记忆力下降,面色萎黄,舌黏。辨证为肾阴亏虚,心肾不交。治宜滋阴补肾,养血柔肝,交通心肾。

处方:熟地黄 15 克,当归 10 克,怀牛膝 12 克,巴戟天 10 克,淫羊藿 10 克,知母 10 克,黄柏 10 克,酸枣仁 20 克,夜交藤 20 克,紫草 15 克,柴胡 8 克。14 剂,水煎服,每日 1 剂。

二诊:连进上方 14 剂后,心慌、烘热汗出较前明显好转,睡眠也较前有所好转,但仍睡不安稳,易醒,胃有不适感,在原方基础上去柴胡,加天麻 10 克。

处方:熟地黄 15 克,当归 10 克,怀牛膝 12 克,巴戟天 10 克,淫羊藿 10 克,石菖蒲 8 克,炒白芍 10 克,焦白术 12 克,知母 10 克,黄柏 10 克,酸枣仁 20 克,天麻 10 克,夜交藤 20 克,紫草 15 克。14 剂,水煎服,每日 1 剂。

三诊:继服 14 剂后,心慌失眠,烘热汗出,腰酸乏力等症状均有显著改善。并嘱其避免情志刺激,加强营养,促其康复。半年后带其女儿来诊,诉诸证均除。

【诊治心法要点】本例患者肾阴先衰,肾水亏虚,不能上济于心,心火偏旺,表现为心烦失眠,烘热汗出,发无定时。治宜滋阴补肾,养血柔肝,交通心肾。张景岳所谓"善补阴者,必于阳中求阴,则阴得阳升而源泉不竭"。王教授认为二仙汤具有调整阴阳平衡的作用,故用二仙汤加减用以治疗围绝经期综合征非常适宜。二仙汤寒温并用,补泻兼施,有温润补虚之能而无苦寒伤阴之弊。酸枣仁宁心敛汗,治虚汗出、烦而不眠。遂数剂之后,患者诸证大减。

验案2

刘某,女,59岁。2009年7月18日初诊。患者10年前开始出现失眠,时轻时重,有时彻夜难眠,没有明显的其他疾病引发,血压正常。两年前开始服用艾司唑仑助眠,否则难以入睡,即使入睡也容易醒来,醒后难以再入睡。白昼头胀心烦,头部觉烘热,耳鸣,偶或心悸,胸闷不舒,喜嗳气。精神萎靡,舌质红嫩、舌苔薄黄、花剥,脉弦细。辨证属肝阳偏亢,心阴亏虚。治拟平肝解郁,滋阴养血安神。

处方:旋覆花10克,代赭石30克,太子参30克,法半夏10克,天麻10克,炒酸枣仁20克,云茯神12克,石菖蒲8克,炙远志8克,夜交藤20克,生地黄12克,知母10克,延胡索10克,灵芝10克,甘草5克。7剂,水煎服,每日1剂。

二诊:服药7剂后,自诉睡眠有改善,效不更方,本方加减前后服药2个月,失眠症状彻底消除。

【诊治心法要点】中医理论认为,失眠的病机有虚实之分,虚证多属阴血不足,责之于心脾肝肾。实证多因肝郁化火,食滞痰浊,胃腑不和。王老认为本例患者既有肝阳偏亢的实火,又有心之阴液亏虚,证属虚实夹杂,必须两者兼顾。同时,失眠的患者,久治不愈,容易出现焦虑、心烦易怒的情绪,而烦躁易怒的情绪状态往往又反过来影响肝之疏泄功能,导致肝气不舒,气失条畅。肝气不舒畅,又进一步影响睡眠,形成恶性循环。据此,王老以平抑肝阳,养心安神,兼以滋阴养血为基本治则,方用旋覆代赭汤加减。方中旋覆花、代

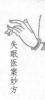

赭石、法半夏、天麻、延胡索潜降肝阳,镇静安神;太子参、灵芝、炒酸枣仁、云茯神、石菖蒲、炙远志、夜交藤益气养血安神;生地黄、知母、甘草滋阴养液。诸药共用,共奏阴平阳秘之功,精神乃治。

验案3

唐某,女,52岁。2010年11月3日初诊。患者因高血压病在西医院治疗数月,联合多种降压药,但血压依然控制不理想,故求治于中医。现患者血压178/104毫米汞柱,睡眠差,头晕、昏沉,胸闷,心烦易怒,脸颊红,唇红,舌质红、苔根部白腻,脉弦数。证属肝阳上亢。治宜平肝潜阳,重镇安神。

处方:天麻10克,钩藤20克,杜仲15克,夏枯草10克,野菊花12克,小蓟20克,车前子12克,臭梧桐12克,牡丹皮10克,酸枣仁20克,代赭石30克。10剂,水煎服,每日1剂。

二诊:血压降至140/80毫米汞柱,失眠、头晕昏沉、胸闷均好转,仍有心烦、心慌、舌红、苔薄黄、脉弦细。在原方基础上去臭梧桐、牡丹皮、代赭石。

处方:天麻10克,钩藤20克,珍珠母30克,杜仲15克,夏枯草10克,野菊花10克,葛根20克,小蓟20克,地龙10克,炮穿山甲6克,全蝎5克,鸡血藤15克,酸枣仁20克,怀牛膝12克。10剂,水煎服,每日1剂。

【诊疗心法要点】本例高血压病患者,除有头晕头昏、面赤、心烦急躁等表现外,兼有失眠一症,辨证当属肝阳上亢,辨病则为高血压病,因而治疗以平肝潜阳的同时,尚十分注重降血压,选用现代中药药理中降血压效果较好的药物,如天麻、钩藤、珍珠母、杜仲、小蓟、车前子、臭梧桐等,灵活地运用辨证与辨病相结合的方法,取得佳效。(高昀,翟玉祥,高宝仁,2012年第4期《中医学报》)

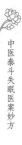

王国三验案 1 则

验案

刘莱,女,41 岁,工人。2010 年 3 月 10 日初诊。患者自述 1 年前开始出现失眠,1 个月前症状加重,遂来就诊。患者经常失眠,每晚最长睡眠时间 3～4 小时,且醒后不易再睡。伴有心情烦躁,易发脾气,头晕头沉,口干,舌质暗红、苔少、有裂纹,脉弦细。王老认为此患者为肝气不舒、肝郁化火、火扰心神所致失眠。治宜疏肝解郁,养血安神。方选逍遥散化裁。

处方:柴胡 6 克,当归 10 克,白芍 18 克,枸杞子 18 克,栀子 6 克,合欢花 30 克,夜交藤 30 克,龙齿 40 克,生龙骨 30 克,生牡蛎 30 克,茯神 30 克,玄参 10 克,炒酸枣仁 30 克。14 剂,水煎服,每日 1 剂。

二诊(3 月 24 日):患者述服药后能入睡 4～5 小时,但睡眠质量较前明显好转,舌质暗红、苔薄白,脉弦细。上方加生麦芽 30 克以疏肝运脾。

处方:柴胡 6 克,当归 10 克,白芍 18 克,枸杞子 18 克,栀子 6 克,合欢花 30 克,夜交藤 30 克,龙齿 40 克,生龙骨 30 克,生牡蛎 30 克,茯神 30 克,玄参 10 克,炒酸枣仁 30 克,生麦芽 30 克。14 剂,水煎服,每日 1 剂。

后病愈。

【诊疗心法要点】本例患者是典型的因情志因素导致的失眠,除有失眠外,还有心情烦闷,头晕头沉等症状,辨证当属肝郁化火,上扰心神,治宜疏肝解郁,养血安神。王教授选用经典方逍遥散加减,方论张秉成:"此方以当归、白芍之养血,以涵其肝;苓、术、甘草之补土,以培其本;柴胡、薄荷、煨生姜俱系辛散气升之物,以顺肝之性,而使之不郁,如是则六淫七情之邪皆治而前证岂有不愈者哉。"在原方基础上王教授加入枸杞子、夜交藤、茯神、炒酸枣仁等养血安神之

物,辨病与辨证相结合,诸证自愈。(赵立新,2011 年第 9 期《中国中医药现代远程教育》)

孔光一验案 2 则

验案 1

韩某,女,53 岁。2008 年 3 月 17 日初诊。主诉:烘热汗出,心烦急躁年余。现病史:绝经年余,烘热汗出,心烦易怒,胸闷气短,喜太息,夜寐易醒,头晕耳鸣,心悸,胃纳不振,舌痛,左脉细,舌淡红、苔少。辨证属肝经郁热,心脾不振。治疗以疏肝清热、养心调脾为法。

处方:柴胡 10 克,赤芍 10 克,白芍 10 克,丹参 30 克,郁金 10 克,半夏 10 克,白术 10 克,青皮 6 克,陈皮 6 克,砂仁 6 克(后下),黄芩 10 克,龙胆草 6 克,夏枯草 10 克,菊花 10 克,天麻 6 克,太子参 10 克,麦冬 30 克,桂枝 6 克,淫羊藿 10 克,怀牛膝 10 克,莲子心 6 克,甘草 5 克。8 剂,水煎服,每日 1 剂。

二诊:服药 8 剂后,烘热汗出、心烦急躁显著减轻,其余诸证也减轻,效不更方,再进 10 剂。过数月家属来诊诉尚未反复。

【诊疗心法要点】本案症见胸闷气短、喜太息、烘热汗出、心烦易怒、头晕等为肝郁气滞、肝经郁热之证,心悸不宁、夜寐易醒、胃纳不振为心脾不振之候,故宜在疏肝柔肝、清泻肝经郁热的基础上,兼以养心调脾,方用小柴胡汤加减,药用柴胡、赤芍、白芍、丹参、郁金疏肝解郁,养血活血;半夏、白术、青皮、陈皮、砂仁理气健脾;黄芩、龙胆草、夏枯草、菊花、天麻清泻肝经之郁热;太子参、麦冬补气养心,桂枝温补心阳;淫羊藿、怀牛膝补肝肾;甘草和中兼调诸药。药后肝气得舒,肝热得清,心气得充,脾气健运,气血调畅而诸证自除。

验案 2

闫某,女,52 岁。2003 年 2 月 22 日初诊。主诉:心烦急躁,腰酸腿肿 1 年余,近日加重。现病史:绝经 1 年以来,常心烦急躁,阵阵汗出,心悸寐差,耳鸣,腰酸或痛,下午腿肿,便溏,尿黄,舌尖红、苔黄腻、中少苔,脉细左弦。辨证属肝经郁热,脾肾不振。治宜疏肝清热,健脾益肾。

处方:柴胡 10 克,黄芩 10 克,龙胆草 6 克,半夏 10 克,茯苓 15 克,白术 10 克,神曲 15 克,天麻 6 克,杜仲 10 克,桑寄生 15 克,淫羊藿 10 克,太子参 10 克,麦冬 15 克,炮姜 3 克,黄连 4 克。7 剂,水煎服,每日 1 剂。

二诊:服药 7 剂后,腰痛好转,诸证明显改善,舌苔退下,原方基础上加用养血柔肝之品再进 10 剂,巩固疗效。

【诊疗心法要点】本案患者更年期绝经后,肝肾亏虚,肝经郁热,肝脾不和,故见心烦急躁、寐差、耳鸣、腰痛、腿肿、便溏、尿黄等。肝经郁热,横逆犯脾,致脾气不振;脾为后天之本,肾为先天之本,更年期肾气衰竭,脾运失职,加重肾气不振。治宜疏肝清热、健脾益肾为法,方用小柴胡汤和半夏白术天麻汤加减,药用柴胡、黄芩、龙胆草疏肝解郁,清肝经之热;半夏、茯苓、白术、炮姜、神曲理气健脾,温中和胃;天麻、杜仲、桑寄生、淫羊藿平抑肝阳,补肝肾,强筋骨。本案病机与肝脾肾的功能失调相关,故在调补脾肾的基础上,疏肝柔肝,清泻肝经之郁热,以达到肝、脾、肾功能平衡协调之目的。(吴炫静,严季澜,2009 年第 12 期《吉林中医药》)

石学敏验案 2 则

验案 1

于某,女,38 岁,工人。入院日期:1980 年 10 月 12 日。主诉:失眠 2 个月。病史:患者因 2 次流产后,周身无力,经常失眠,近 2 个月失眠症状加重,伴心悸不宁,头昏头沉,不思饮食,健忘,今日住院治疗。查体:神清,形体消瘦,面色少华,言语低微,心、肺(-),神经系统检查无阳性体征,舌质淡、苔薄白,脉细弱。西医诊断:神经衰弱。中医诊断:不寐。辨证:患者因流产后,气血亏损,脾气虚弱,

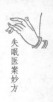

气血生化之源不足,血不养心,以致心神不安,而成不寐。治宜补益心脾,镇静安神。

治疗:取穴神门、三阴交、脾俞、心俞、足三里、印堂。神门进针0.5寸,三阴交直刺1寸,均用捻转之补法;脾俞、心俞均向棘突方向斜刺,进针1.5寸,施捻转之补法;足三里进针2寸,施捻转之补法;印堂进针0.5寸,施提插之泻法。

治疗经过:上穴每日针1次,3次后明显好转,5次后睡眠基本正常,夜间睡眠7~8小时。

验案2

刘某,男,20岁,学生。1979年4月17日入院。主诉:失眠、头胀痛3个月。病史:患者3个月前因与同学吵架,后出现失眠,头胀痛,烦躁易怒,记忆减退,口苦、胸胁满闷,经在某医院治疗,效果不显著,今日住院治疗。查体:发育正常,营养中等,思维正常,心、肺(－),血压120/80毫米汞柱,神经系统检查无阳性体征。舌质红,苔薄黄,脉细数。西医诊断:神经衰弱。中医诊断:不寐。辨证:患者因恼怒伤肝,肝气失其条达之职,郁久化火,火热上炎,扰乱神明,心神不安,故睡卧不宁,肝胆气郁则烦躁易怒,胁肋胀满,气郁化火则口苦。治宜清泻肝胆,宁心安神。

治疗:取穴神门、合谷、太冲、胆俞、肝俞、三阴交。合谷、太冲直刺1.5寸,施捻转之泻法;胆俞、肝俞向棘突方向斜刺,进针1.5寸,施捻转之泻法,余穴同前。

治疗经过:上穴每日针1次,2次后头胀痛症状消失,睡眠好转。4次后诸证消失,正常入睡。

【诊疗心法要点】石教授是著名的针灸学家,这两则病例均辨病为失眠,验案1是气血亏虚,血不养心,导致心神不宁,石老选用心经的神门养心安神,脾胃经的三阴交、足三里补益气血,以及相应的背腧穴;验案2是实证,肝郁化火,上扰心神而致失眠,石老对于高血压的治疗有独到的取穴,形成了一套"醒脑开窍"的针法。合谷、太冲二穴相配堪称经典配穴,两穴一阴(太冲)一阳(合谷),一气

(合谷)一血(太冲),一脏一腑,一升一降,是一组具有阴阳经相配,上下配穴,气血同调,阴阳同调,脏腑同调的针灸配穴。(杨阿根,2011年第11期《上海中医药杂志》)

田从豁验案5则

验案1

某女,22岁。2007年10月22日初诊。主诉:失眠,多梦,时有幻视幻听1年,有自杀倾向。2007年3~6月在某医院住院,做了8次无抽动电休克疗法后开始能控制自己,但抑郁性情绪未见好转,记忆力明显减退。9月复学时不能适应环境而症状加重,前来就诊。刻下症:表情淡漠,失眠,幻听,幻视,记忆力减退,月经时有血块,舌淡红、苔白腻,脉沉弦数。西医诊断:精神分裂症。中医诊断:郁证(心脾两虚)。治宜调和气血,醒神开窍。

治疗:先行百会穴丛针刺,配合水沟行捻转强刺激手法1~2分钟,加用电针。再取风池、印堂、听宫、耳门、上迎香、丰隆、肓俞、曲池、合谷、外关、足三里、三阴交、太冲、膻中、大椎等穴行平补平泻手法,留针25~30分钟。1周治疗3次。

治疗9次后,幻听、幻视消失,失眠好转。

【诊疗心法要点】郁证因郁怒、思虑、忧愁各种精神刺激,导致肝失疏泄,脾失运化,心神失常,脏腑阴阳气血失调。田老师治疗精神系统疾病的独特之处是用百会与水沟加电针进行治疗,有时用偶刺风府与水沟,通过双手同时捻转来醒神开窍,帮助患者改善抑郁的情绪。百会位于巅顶,为百脉交汇处,可通调百脉,治疗郁证有疏通百脉之效;水沟要向上斜刺才能得到强烈针感。二穴同用,有调和诸阳、相得益彰之功效。但百会及水沟加电针不能每次用,如果患者有流鼻血的症状必须停止使用。

验案 2

刘某,女,17 岁。1998 年 3 月 31 日初诊。患者主因"失眠半年"前来就诊。患者正值高考前准备阶段,学习负担较重,精神紧张,半年前开始出现睡眠困难,睡眠质量差,每夜睡眠 6～7 小时,但精神较紧张,伴心慌乏力,纳谷不馨。素四肢欠温,畏寒肢冷,近 1年经期紊乱,或前或后。刻诊:面色萎黄,口唇少华,形体消瘦,语声低微,舌体瘦、质淡少苔,脉细。既往甲状腺功能亢进史。西医诊断:神经衰弱。中医诊断:失眠(心脾两虚型)。治宜益气养血,宁心安神。

治疗:毫针刺大椎、膈俞、心俞、脾俞,手法轻浅,留针 30 分钟;梅花针叩刺华佗夹脊。

二诊:1 周后复诊,诉针刺当日睡眠很实,1 周来睡眠明显改善,每晚睡眠时间为晚 11 点至早 6 点,质量可,但仍觉白天头胀,精力不充沛,继续上法治疗。

共治疗 4 次,每次间隔 1 周,第四诊后,睡眠基本正常,精神佳,食欲亦明显改善。

【诊疗心法要点】患者缘于高考压力导致自我的调节不和出现失眠、心慌、纳差、经期紊乱等症状,田老师治疗此病特殊之处在于选用梅花针叩刺华佗夹脊穴,养心安神,西医认为夹脊穴能通过调节自主神经作用来调节血管功能和改善血液循环。配合大椎、心俞、脾俞的毫针刺法来达到益气养血、宁心安神之效。

验案 3

王某,男,45 岁。初诊日期为 1999 年 1 月 13 日。主因"失眠半年余"前来就诊。患者 1998 年初行胆囊切除术后,因工作原因情绪不畅,逐渐出现失眠、烦躁、健忘、周身乏力,工作效率降低,对周围事物兴趣减低等症状。曾做肝功能、甲状腺、血糖、心脏等多项检查均未见异常。近半年症状加重,入睡困难,睡中易醒,多梦,时有盗汗,每晚服用地西泮片 2 片,只能睡 3～4 小时。平日烦躁易怒,纳差,二便调。舌质暗红少苔,脉沉细。患者既往有高血压病史,现以药物控制。诊断:不寐(血虚肝郁,热扰心神)。治宜疏肝清热,养血安神。

治疗:针刺百会、安眠、风池、神门、巨阙、期门、中脘、肓俞、三阴交,与大椎、安眠、心俞、膈俞、肝俞、脾俞、肾俞交替使用,同时夹脊走罐。

二诊:治疗 2 次后,心烦明显好转,睡眠有所改善。

三诊:治疗 8 次后,情绪明显改善,精神好,西药停服,每晚入睡 6~9 小时,仍多梦。

四诊:经针刺 12 次后,病情趋于平稳,患者入睡容易,睡眠质量好。

【诊疗心法要点】患者因术后出现失眠,情志因素引起肝气不舒,肝失条达,肝气郁滞,热郁化火,上扰心神;肝的疏泄功能受损,肝不藏血,阴血亏虚,不能制约体内肝的阳气升动,阳气亢逆,故出现烦躁、易怒、失眠。肝藏魂,魂失所养则"魂不守舍",可出现多梦易惊,卧寐不宁;治疗时则重在疏肝理气,配合以清热、养血。从五脏俞入手调理脏腑,从而达到水火济济、心火得灭效果。百会、安眠可镇静安神;风池可清泻肝胆热邪,期门为肝之募穴,养血调肝,条达气机;神门为手太阴经原穴,心俞与心之募穴巨阙为俞募配穴,共奏养心安神之功;中脘、肓俞培补中焦,扶正祛邪;三阴交调三阴经之经气。同时针刺治疗时要注意患者的感受,从心理方面多与患者交流,让患者对医生产生充分的信任,帮助其建立战胜疾病的信心。

验案4

张某,男,63 岁,干部。患失眠症 30 余年,加重 3 年。30 年前因精神紧张,用脑过度出现失眠,当时月余整夜难以入睡。经中西医多种治疗,病情略有好转。此后须依赖安眠药维持睡眠。每遇劳累、紧张失眠加重。安眠药效逐渐降低,用量逐渐加大。3 年前失眠症状加重,睡前须服:艾司唑仑 10 片,阿普唑仑 10 片,还须饮 65 度白酒 350 克(7 两),在醉态中昏昏入睡,睡中常醒,醒后不能入睡。就诊时每日睡眠 3~4 小时,白天依赖浓茶提神,三顿饭均须饮

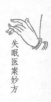

白酒,吃大量辣椒等刺激性食物。否则心神不宁,烦躁欲死,不能正常生活。目前说话缓慢有颤音,颈部不自主颤抖,有吐舌样动作。有时右下肢抽搐,双手指麻木,伴有头晕耳鸣,心烦健忘,口干,面赤,舌绛、苔黄腻,脉弦滑。辨证属毒热内蕴,日久成瘀,瘀血阻络,心神失养。治宜祛瘀生新。

治疗:取穴大椎、心俞、膈俞、脾俞、委中。用三棱针点刺后立即拔罐放血,每穴出血量约5毫升,针取百会扬刺(即中刺1针、周4针),或百会旁针刺(即中1针、旁斜刺1~2针),膻中、中庭、内关(神门)、巨阙、肓俞、曲池、足三里、太冲,平补平泻,留针20分钟。

二诊:饮酒停止,睡眠同前。

三诊:精神好转,可短暂入睡。因嘴角抽搐加承浆、廉泉。

四诊:艾司唑仑、阿普唑仑各减少2片。

六诊后上药再减少2片。八诊后,以上各药各减1片。针12次后,酒及烟均已戒,镇静药每晚各服4片,能睡5小时,食欲增加,精神体力已近常人。针18次后,患者停服镇静药,夜晚可睡2~3小时。针20次后,夜间可睡4~5小时,午睡2小时,无疲劳头痛感,其他伴随症状均已消失。

【诊疗心法要点】此案例因患失眠症且长期过量服用安眠镇静剂和饮酒过度,致使毒蕴体内,化热伤阴,损及肝脾,造成血运不畅,瘀血内停,日久病势日深,导致诸脏腑功能失调,病情缠绵难愈。治疗时考虑到不是单纯顽固性失眠的问题,而是安眠镇静和饮酒成瘾,造成慢性中毒症状。因此必须采取戒断方法,用祛瘀生新法,取大椎、心俞、膈俞、脾俞、委中三棱针点刺拔罐放血的方法,消瘀活血,泻除热毒,以达祛瘀生新的目的,同时配合针刺百会、内关、神门、中庭、巨阙等穴安神定志;加膻中、曲池、足三里理气活血,再佐以肓俞、太冲补肾而泻肝,起到了戒断过程中消除症状、促进机体功能逐渐恢复的作用。

验案5

某男,41岁。2007年12月10日初诊。主诉:平时兴趣丧失7

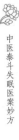

个月。刻下症：心情低落，有时心悸，消化不良，口干，自觉乏力，言语少，记忆力减退，失眠。舌淡红、有齿痕、苔薄白，脉沉细弱。西医诊断：抑郁症。中医诊断：郁证（心脾两虚）。治则：健脾益气，养心安神。

治疗：针刺取百会、前顶、络却、水沟、风池、大椎、神堂、脾俞、肾俞、足三里、三阴交。

经过6次治疗后抑郁情绪及所有症状好转，开始说话。但最近抑郁情绪又反复发作，睡眠欠佳。予大椎齐刺，再针刺率谷、听宫、安眠、翳风、曲池、列缺、丰隆、三阴交、阳陵泉、肓俞、巨阙等，留针20分钟，起针后大椎刺血拔罐。齐刺大椎按照病情减轻程度改为大椎傍刺或单针。隔日1次，治疗12次后所有症状明显好转，跟周围朋友开始交流。

【诊疗心法要点】顽固性抑郁症容易复发，治疗过程中常出现抑郁情绪的反复，这时除了基本方以外，加用大椎齐刺可消除复发性抑郁症状。对于病程日久者，需连续治疗多次以巩固疗效，调理阴阳平衡。（宋世运，王寅，2008年第10期《中国针灸》）

田玉美验案4则

验案1

某女，66岁。2010年3月7日初诊。寐差10余年，不易入睡，多梦，有幻想症，常因此不能入睡，心悸，虚烦不安，小腿浮肿，午后明显，胸痛，小便频数，但每次量少，舌红、苔黄略腻，脉弦滑。有心脏病史，安装过起搏器。辨证属胆胃不和，痰浊内扰。治宜理气化痰，利胆和胃。拟温胆汤合百合地黄汤加减化裁。

处方：法半夏10克，竹茹10克，枳实15克，陈皮10克，茯苓15克，百合15克，生地黄15克，小麦30克，大枣10克，龙骨30克，牡蛎30克，远志3克，甘草6克。7剂，每日1剂，水煎分服，每日11时、17时、21时服药。

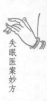

二诊（3月14日）：不易入睡、多梦减轻，现全身浮肿，舌红、苔黄略腻，脉弦细。前方加茯苓皮20克淡渗利水，并加茯神15克、珍珠母30克，以镇静安神。

处方：法半夏10克，竹茹10克，枳实15克，陈皮10克，茯苓皮20克，茯苓15克，茯神15克，珍珠母30克，百合15克，生地黄15克，小麦30克，大枣10克，龙骨30克，牡蛎30克，远志3克，甘草6克。继服7剂，每日1剂，水煎分服，仍每日11时、17时、21时服药。

三诊（3月21日）：寐差、不易入睡、多梦减轻，全身浮肿缓解，现小腿浮肿、右小腿红肿，午后甚，小便黄、尿量少、夜尿2次，舌红、苔较前转薄，脉弦细。守上方加合欢皮15克、黄精15克，继服7剂，每日1剂，水煎分服，每日11时、17时、21时服药。

四诊（3月28日）：睡眠好转，小腿浮肿减轻，时心前区疼痛，舌红、苔黄，脉弦细。上方加蒲黄15克、五灵脂10克，继服14剂，日1剂，水煎分服。连服14剂后，患者睡眠恢复正常，小腿浮肿消失。

【诊疗心法要点】本案以心烦不寐、多梦幻想、心悸、舌红、苔黄略腻、脉弦滑为辨证要点。《灵枢·邪客》云："厥气客于五脏六腑，则卫气独卫其外，行于阳，不得入于阴。行于阳则阳气盛，阳气盛则阳满；不得入于阴，阴虚，故目不瞑。"说明卫气正常的出阳入阴规律是昼卫其外，夜安其内。若有邪气客于人体，内扰脏腑之气，则卫气奋而抗邪于外，不能入于阴分，形成卫气浮盛于体表，脏腑之精气虚于内，神气不得内守，痰浊内扰于心，故而不得眠。对此，田老以温胆汤为主方，理气化痰，利胆和胃，并用《金匮要略》百合地黄汤和甘麦大枣汤养心安神，佐用珍珠母、龙骨、牡蛎等重镇安神。诸药并用，标本同治，故疗效满意。

验案2

某女，54岁。2010年7月15日初诊。寐差半年，经前医治疗无效。现寐差，不易入睡，易醒，多梦头部太阳穴胀痛，眩晕，目干，口干，上腹部胀满，肠鸣音亢进，舌红、苔黄微腻，脉弦细。辨证属肝阳上亢,风痰上扰。治宜平肝潜阳,化痰定眩,宁心安神。拟半夏白术天麻汤合酸枣仁汤加减化裁。

处方:法半夏10克,白术15克,天麻10克,柴胡10克,白芍30克,枳实15克,知母6克,茯神15克,川芎10克,柏子仁10克,远志3克,决明子15克,酸枣仁15克,珍珠母20克,龙齿30克,甘草6克。7剂,每日1剂,水煎分服,每日11时、17时、21时服药。

二诊(7月22日):头部太阳穴胀痛、眩晕、目干、口干、上腹部胀满减轻,寐差、不易入睡、易醒、多梦症状缓解,现胃脘隐痛,时腰膝酸软,舌红、苔黄微腻,脉弦细。上方去知母,加丹参15克、厚朴20克,改远志为6克。

处方:法半夏10克,白术15克,天麻10克,柴胡10克,白芍30克,枳实15克,厚朴20克,丹参15克,茯神15克,川芎10克,柏子仁10克,远志6克,决明子15克,酸枣仁15克,珍珠母20克,龙齿30克,甘草6克。继服7剂,每日1剂,水煎分服。

三诊(7月29日):寐差、不易入睡、多梦症状减轻,仍易惊醒,腰膝酸软,舌红、苔白,脉细。鉴于患者心烦不安较为明显,守上方加生地黄15克、阿胶15克,以滋阴养血,继服7剂,每日1剂,水煎分服。

四诊(8月6日):7剂后,夜寐能安,仍感腰膝酸软,舌红、苔白,脉细。上方加杜仲15克、续断15克,继服上方14剂,诸证消失。

【诊疗心法要点】本案以头目眩晕、太阳穴胀痛、目干、口干、情绪激动为辨证要点,兼见失眠心悸、虚烦不安、舌红、苔黄微腻、脉弦细等症,故田老以半夏白术天麻汤为主治疗。《金匮要略》云:"虚劳虚烦不得眠,酸枣仁汤主之。"故配以酸枣仁汤加柏子仁、远志养心安神,珍珠母、龙齿重镇安神,后加生地黄、阿胶以加强滋阴养血之力,并合四逆散疏肝行气。诸药配合,协调共济,共奏平肝潜阳、化痰泻热、重镇安神之效。

验案3

某女,49岁。2009年10月18日初诊。寐差5年。现寐差,不

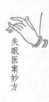

易入睡,易醒,多梦,易疲劳,头部怕风,腰部酸胀,夜尿多,每夜 3 ~ 4 次,视物不清,食后易胃胀,咽干,舌红少苔,脉细。辨证属心肾不交,阴虚火旺。治宜滋阴清热,养血安神。拟六味地黄丸合青蛾丸加减。

处方:生地黄 15 克,山茱萸 10 克,山药 30 克,泽泻 15 克,牡丹皮 10 克,茯苓 15 克,知母 6 克,茯神 15 克,酸枣仁 15 克,川芎 3 克,补骨脂 20 克,杜仲 20 克,桑螵蛸 20 克,益智仁 15 克,厚朴 15 克,甘草 6 克。7 剂,每日 1 剂,水煎分服,每日 11 时、17 时、21 时服药。

二诊(10 月 25 日):寐差、不易入睡、易醒、多梦减轻,腰酸胀缓解,夜尿减少,每夜 2 次,服药后胸前区时有燥热感,舌脉同前。上方去川芎、益智仁,加连翘 15 克、黄连 6 克、淡竹叶 10 克,继服 7 剂。

三诊(11 月 1 日):睡眠明显好转,腰部酸胀减轻,夜尿减少,胸前区燥热感消失,舌脉同前。效不更方,继服上方 14 剂,患者眠安。

【诊疗心法要点】本案以寐差,不易入睡,易醒,心悸多梦,伴头晕耳鸣、腰膝酸软、潮热盗汗、五心烦热、咽干少津、夜尿频数、舌红、少苔、脉细为辨证要点。《景岳全书》云:"真阴精血不足,阴阳不交,而神有不安其室耳。"故田老用六味地黄丸滋补肾阴,酸枣仁汤养血安神,青蛾丸补肾阳、强腰膝,加益智仁、桑螵蛸固精缩尿,后加连翘、黄连、淡竹叶以清心火。诸药配伍,上清心火,下滋肾阴,心肾相交,水火均平,故药后心烦自除,夜寐自酣。

验案 4

某男,39 岁。2010 年 4 月 3 日初诊。寐差 1 年多,加重半年。现寐差,不易入睡,易醒,多梦,伴心悸不安,易受外界环境惊扰,胆怯,性情急躁,口干喜饮,舌红、苔黄,脉弦细。证属肝阴亏虚,心虚胆怯。治宜养血清热,安神定志。拟安神定志丸合酸枣仁汤加减化裁。

处方:酸枣仁 15 克,知母 6 克,茯神 15 克,川芎 3 克,石菖蒲 10 克,远志 6 克,太子参 15 克,龙齿 30 克,琥珀末 3 克,合欢皮 15 克,黄精15克,珍珠母20克,甘草6克。7剂,每日1剂,水煎分服,每日11时、17时、21时服药。

二诊(4月10日):寐差、不易入睡、易醒、多梦、心悸不安减轻,舌脉同前,守上方加夜交藤20克,继服7剂。

三诊(4月17日):睡眠明显好转、心悸不安减轻,易受外界环境惊扰,胆怯好转,舌脉同前。守上方再服7剂善后。

【诊疗心法要点】本案以寐差、不易入睡、易醒、多梦、心悸不安、处事易惊、心虚胆怯为辨证要点。《沈氏尊生书》云:"心胆惧怯,处事易惊,梦多不祥,虚烦不眠。"故田老以安神定志丸合酸枣仁汤为主方,前者偏于安神定志,后者偏于养血清热安神,佐以合欢皮、夜交藤、珍珠母加强安神之效。诸药合用,恰合病机,故获良效。(李云海,2013年第10期《中国中医药信息杂志》)

田德禄验案1则

验案

全某,男,42岁。2001年2月14日初诊。患者于1年前因心情不畅加之饮酒过度后出现胃脘痞满,胀闷不适,而后出现寐差、头晕、疲乏、纳呆、口黏、恶心、泛酸、烧心感,心情抑郁,胸胁部窜通不适,多汗,耳鸣,1年来体重下降15余千克,舌暗红、苔黄厚腻,脉沉细。曾在当地多家医院进行诊治,病情均不见好转,且日益加重,头晕、疲乏甚时生活不能自理,每晚睡眠不足1小时,故来找老师治疗。胃镜检查示:胃窦炎、十二指肠球炎、HP(-),并取胃窦部活检示:中度慢性浅表性胃炎,局部腺体轻度萎缩,部分腺体增生。老师根据舌、脉、症、镜互参认为:患者证属肝郁气滞,湿热互结,壅滞胃府,胃失和降而生痞满,余症皆因此而起。治宜调肝理气,清热祛湿化浊。

处方:炒白牵牛子、炒黑牵牛子、白豆蔻各3克,制香附、炒枳实、炒陈皮、胆南星、清半夏、焦山楂、焦麦芽、焦神曲、紫苏梗、藿香梗各 10 克,连翘、朱茯苓各 15 克,黄连、厚朴花、竹茹、竹叶各 6 克,吴茱萸 3 克。7 剂,水煎服,每日 1 剂,分 2 次温服。

二诊(3 月 2 日):患者因其症状有所缓解,故又自取 7 剂服之,现恶心、泛酸、胃灼热感已消失,多汗、痞满稍减,但仍心情抑郁,胸胁窜痛,耳鸣,舌暗红、苔黄厚腻较前微减,脉细微弦,故前方去炒白牵牛子、炒黑牵牛子、白豆蔻、竹茹、竹叶、黄连、吴茱萸、厚朴花,加醋柴胡、黄芩、炒栀子各 10 克,以加强疏肝清热之功,加虎杖 15 克清热解毒、活血化瘀、通便,使热从肠解,石菖蒲 6 克化浊开窍,猪苓 15 克利湿。综观全方,疏肝清热、和胃降逆,使湿热从二便分消,加减再服半月余,体重增加 2.5 千克,余症悉除。随访 2 个月仍健。(张虹,王惠清 2003 年第 2 期《新疆中医药》)

吕景山验案 1 则

验案

牛某,男,38 岁,工人。1998 年 10 月 15 日初诊。主诉:失眠 5 年余。病史:5 年前因惊恐后而致失眠。受惊当晚即有心神不稳,心悸易惊,多梦少寐。嗣后,睡眠欠佳,多梦易醒,日久之后,记忆力逐渐减退,神疲乏力,头昏眼花,饮食乏味,食后胃脘欠安。查体:面色少华,形瘦体弱,舌淡、苔薄白,脉细弱。诊断:不寐(失眠)。治宜补益心脾。

处方:神门、三阴交,风市(双)。操作:神门、三阴交,针刺用补法,即在得气、守气的基础上,拇指向前搓、向下按压 27 次,留针半小时,每 10 分钟行针 1 次。风市,施以同步行针法,即术者左右手各持 1 针,施缓慢、同一频率的捻转补法。

【诊疗心法要点】神门为心经之原穴,施以补法,有补心气、宁心神、养心血之功;三阴交为脾经腧穴,肝、脾、肾三经之交会穴,施以补法,有补益心脾之效。二穴伍用,有归脾汤之效。(邓云志,2013 年第 3 期《中医外治杂志》)

朱南孙验案 3 则

验案 1

某女,54 岁。1999 年 10 月 27 日初诊。患者已绝经 3 余年,有子宫肌瘤史,近来逾感烘热汗出、口苦心烦、胸闷气短、夜寐不安,腰酸乏力,纳呆神疲。舌暗红、边有瘀点,脉细弦。证属肾虚肝旺,脾虚瘀阻。治拟清肝益肾,运脾祛瘀。方拟怡情更年汤化裁。

处方:女贞子、墨旱莲、巴戟天、淫羊藿、玄参、合欢皮各 12 克,紫草 30 克,淮小麦 30 克,夏枯草、莪术、夜交藤各 15 克,炙甘草 6 克。14 剂,水煎服,每日 1 剂。

二诊(11 月 10 日):患者每日烘热汗出次数明显减少,口苦心烦、胸闷气短、夜眠也有所改善,仍有腰酸、乏力、纳呆、舌暗少苔,脉弦。予以原方去紫草,加山茱萸 9 克、鸡内金 12 克、炒谷芽 9 克、炒麦芽 9 克。14 剂,水煎服,每日 1 剂。

三诊(12 月 1 日):患者诸证缓解,随予原方迭进 14 剂以固之。

【诊疗心法要点】患者时值更年,肾气渐衰,肝阴不足,肝火偏旺,脾阳不足,脾失健运,阴阳失和,从而导致烘热汗出、口苦心烦、胸闷气短、夜寐不安、腰酸乏力,给予女贞子、墨旱莲、巴戟天、淫羊藿滋养肝肾,夏枯草、紫草清肝泻火,莪术、合欢皮、淮小麦健脾祛瘀,养心安神。故诸证减。

验案 2

某女,49 岁。2000 年 2 月 23 日初诊。近 1 年来月事先后无定期,量少、色暗。刻下:经水 3 月未转,近期因家庭原因及工作压力精神倍受打击,自觉烘热阵阵、汗下如雨,心烦易怒,腰酸乏力,夜不能寐、辗转不安,动则心悸气短。每日勉强睡 2 ~ 3 小时,醒后感头晕乏力,观舌红少苔,脉弦细数。证属阴虚火旺,心肾不交。治拟滋阴降火,疏肝清心助眠。方拟怡情更年汤化裁。

处方:女贞子12克,墨旱莲12克,广郁金6克,生牡蛎30克,嫩钩藤15克,川黄连3克,莲子心6克,桑椹子12克,巴戟天12克,煅龙骨30克,夜交藤15克,合欢皮12克,淮小麦30克,炙甘草6克。14剂,水煎服,每日1剂。并予心理疏导。

二诊(3月15日):当下患者烘热汗出,心烦不寐,明显改善,然感少腹隐坠,乳胀,原方去嫩钩藤、墨旱莲、川黄连,加桂枝3克、鸡血藤15克、小青皮6克。14剂,水煎服,每日1剂。

三诊(3月29日):患者诉,经水于16日转,量略多、色红、小瘀块,5天经净,刻下烘热汗出、心烦易怒已几无,唯感腰酸乏力、神疲气短、夜眠欠安。证属心脾两虚。治宜健脾益气,宁心安神。

处方:党参、黄芪、玉竹各9克,茯苓、炒酸枣仁各12克,白芍、白术、炙甘草各6克,合欢皮、怀山药各15克。进7剂以调理之,并再予心理疏导,以观后效。

【诊疗心法要点】本例患者已至七七,肾精渐亏,加之情志抑郁、肝气不舒,郁而化火,故而予补肾滋阴、疏肝清心安神;二诊时考虑患者虽至七七,然经水欲断未断,冲任失调,故予补益肝肾,调理冲任;三诊经后冲任虚弱,气血亏虚,故予健脾养血,调理冲任,气阴充足,冲任充盈,则诸证缓解,神清气爽。

验案3

董某,女,38,已婚。2010年6月30日初诊。月经稀发4年余,寐欠安,多梦,舌淡暗,脉弦细数。证属肾气不足,阴血耗损。治拟补肾益气,调补肝血。

处方:当归15克,白芍12克,女贞子12克,桑椹子12克,枸杞子12克,菟丝子12克,茯苓12克,茯神12克,夜交藤20克,合欢皮12克,党参15克,炙黄芪15克。12剂,水煎服,每日1剂。

二诊(7月17日):月水至今未转,晚有瘀下,脉弦迟,舌淡、苔薄黄腻,有行经预感,治宗原法。

处方:当归20克,白芍12克,川芎6克,熟地黄15克,枸杞子12克,菟丝子12克,川续断12克,川牛膝12克,泽兰12克,益母草

20 克。14 剂,水煎服,每日 1 剂。

三诊(7 月 31 日):7 月 17 日至 7 月 20 日,阴道有少量咖啡样血,夜寐欠安。由于阴血不足,冲任失调,治宜养血活血调经。

处方:当归 30 克,白芍 12 克,熟地黄 15 克,川芎 6 克,党参 20 克,丹参 20 克,炙黄芪 20 克,茯苓 12 克,茯神 12 克,夜交藤 20 克,合欢皮 12 克,淮小麦 30 克,炙甘草 6 克,大枣 10 克。14 剂,水煎服,每日 1 剂。

四诊(9 月 18 日):月经量少,4 天净,测 HCG 阳性。无不适,但感神疲,尿频,脉细滑数,舌淡黄、苔薄腻、略有齿印,有孕之象。治拟补肾益气养血聚胎。

处方:党参 15 克,炙黄芪 15 克,白术 9 克,白芍 9 克,菟丝子 12 克,桑寄生 12 克,桑螵蛸 12 克,川续断 12 克,苎麻根 20 克,陈皮 6 克,谷芽 9 克,麦芽 9 克。

【诊疗心法要点】本案例是甘麦大枣汤的应用。朱教授认为甘麦大枣汤虽然只有三味药,却可以三位一体,三味合煎汤饮用,目标明确地发挥养心安神、补益脾肾、调畅肝气的作用,广泛用于妇科病。正如清·徐彬曰:"小麦能和肝阴之客热,而养心液,且有消烦利溲止汗之功,故以为君;甘草泻心火而和胃,故以为臣;大枣调胃,而利其上壅之燥,故以为佐。盖病本于血,必为血主,肝之子也,心火泻而土气和,则胃气下达。肺脏润,肝气调,燥止而病自除也。补脾气者,火为土之母,心得所养,则火能生土也。"(朱晓宏,胡国华,王采文,2013 年第 13 期《实用中医内科杂志》)

附:朱南孙良方

怡情更年汤:女贞子 12 克,墨旱莲 12 克,桑椹子 12 克,巴戟天 12 克,肉苁蓉 12 克,紫草 30 克,玄参 12 克,夜交藤 15 克,合欢皮 12 克,淮小麦 30 克,炙甘草 6 克。

方中墨旱莲、女贞子调补肾阴,巴戟天、肉苁蓉、桑椹子滋养肝肾,紫草、玄参清肝降火,淮小麦、炙甘草健脾、清心除烦,夜交藤、合欢皮解郁怡神。

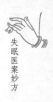

危北海验案 2 则

验案 1

王某,男,成人。主诉:胸胁部板滞而痛,口苦头眩,夜寐不安。脉弦滑,苔薄黄。辨证属肝郁气滞。治宜疏肝理气。

处方:煨川楝子 9 克,生白芍 9 克,炒延胡索 6 克,牡丹皮 6 克,焦栀子 6 克,制香附 9 克,柴胡 2.4 克,炒栝楼皮 9 克,制乳香 3 克,制没药 3 克,炒丝瓜络 6 克。

二诊:胁痛已愈,夜寐亦安,胃纳久馨,脉滑,苔腻,再予疏肝和胃为治。

处方:刺蒺藜 9 克,金铃子 4.5 克,炒白芍 6 克,缩砂仁 2.4 克,旋覆花 9 克,沉香面 9 克,川厚朴花 3 克,广陈皮 4.5 克,法半夏 6 克。

【诊疗心法要点】该患者症见胸胁胀痛,口苦头眩,夜寐不安,脉带弦象,诊断为肝郁气滞。一般来说,肝郁多由情志不畅引起,以胸胁胀痛为主症,故治疗宜疏肝解郁。方中以煨川楝子、炒延胡索、柴胡、制香附等调气止痛,以牡丹皮、焦栀子等平肝泻木,并加入制乳香、制没药等通经活血之品,以畅通经络。

验案 2

某女,38 岁。2010 年 6 月 11 日初诊。心慌、胸闷、乏力 6 月余,柯萨奇病毒抗体试验阳性。患者 1 个月前感冒后症状加重,24 小时动态监护(Holter)示室性期前收缩 7 052 个,诊断为病毒性心肌炎,曾服用心律平(普罗帕酮)150 毫克,3 次/天。刻诊:听诊心率 80 次/分,早搏 10 次/分,舌尖红、苔薄腻略黄,脉细结代。多梦、寐欠安,纳呆,二便调。西医诊断:病毒性心肌炎后遗症、心律失常。中医诊断:心悸。辨证属气阴两虚,痰热内阻。治拟益气养阴,清热化痰。

处方:党参 15 克,麦冬 15 克,五味子 9 克,姜半夏 9 克,茯苓 15 克,制远志 9 克,竹茹 12 克,枳实 15 克,黄连 3 克,龙骨 15 克,龙齿 15 克,丹参 9 克,酸枣仁 15 克,柴胡 9 克,苦参 12 克,甘草 9 克。14 剂,每日 1 剂,水煎分 2 次服。

【诊疗心法要点】该患者症见心律失常,夜寐不安,脉细结代,诊断为气阴两虚,痰热内阻。故治疗宜益气养阴、清热化痰。方中以党参、麦冬、五味子等益气养阴,以姜半夏、竹茹、黄连、苦参等清热化痰,茯苓、酸枣仁、制远志等宁心安神。(戚团结,危北海,2012 年第 3 期《北京中医药》)

刘志明验案 2 则

验案 1

某女,42 岁。1993 年 2 月 12 日初诊。3 年来,患者双下肢水肿反复发作,每于月经前后 2 周加重,伴痛经,经色暗、夹血块,尿少,劳累后甚觉腰膝酸痛、乏力。曾多次于当地医院就诊,查尿常规、肾功能、肝功能、心电图等均无异常发现,故多以"不明原因性水肿"治疗,利尿剂虽可使浮肿减退,然随即便有加重之势,前来求治于刘老。刻诊:精神萎靡,面色少华,唇淡,畏寒肢冷,腰膝酸痛,乏力,双下肢中度凹陷性水肿,纳差,夜寐增多,小便量少、色淡,大便尚可,舌淡红、苔薄白,脉弦细。中医诊断:水肿。辨证为气血不调。治宜健脾调气,养血和血。方以归脾汤加减。

处方:当归 12 克,黄芪 12 克,白芍 10 克,白术 10 克,茯苓 12 克,太子参 15 克,香附 10 克,阿胶 12 克,酸枣仁 10 克,远志 10 克,甘草 6 克。水浓煎服,每日 1 剂。

服药 5 剂后,浮肿、腰痛、寐多等症均明显好转,体力增强。守方再进 15 剂后,浮肿消,诸证除。

【诊疗心法要点】刘老依其多年临证经验认为,功能性水肿多属气血不调之类。吴鞠通《温病条辨·治血论》指出:"盖治水者,不

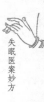

治水而治气。"刘老认为,所谓"治气",乃益气及调气二者也。盖气为阳,血为阴,欲达到阴平阳秘、气血调和,宜健脾益气、养血和血并举,况本案患者兼伴经血不调之症,养血之品焉能缺乎?故刘老以归脾汤加减治之。方中黄芪、白术、茯苓等健脾益气;当归、白芍养血和血;酸枣仁、远志养心安神。诸药相合,共奏养血益气、健脾养心之功。

验案2

　　李某,男,68 岁。因半身不遂,言语不利 1 天,于 1989 年 10 月 9 日初诊。患高血压病 35 年,长期坚持间断口服西药降压药,近日因精神不愉快,头昏头痛加重,口唇麻木,大便干结,彻夜难眠,去当地医院就诊,检查血压 195/113 毫米汞柱,并予降压药口服,回家后第 2 天突然发现右半身瘫痪,言语不利,即送某医院神经内科急诊,经头部 CT 检查确诊为"脑血栓形成"而求诊于刘老。查体:血压 184/109 毫米汞柱,表情淡漠,左鼻唇沟变浅,嘴向右偏,流涎,说话吐词欠清,右半身不遂,舌向右偏、苔薄黄,脉弦数。此属高年肾阴素亏,水不涵木,因精神受刺激,而肝阳暴涨,遂成中风。治宜滋肾平肝,活血通络。

　　处方:夜交藤 12 克,桑寄生 15 克,牛膝 9 克,当归 9 克,川芎 4.5 克,赤芍 12 克,钩藤 12 克,菊花 9 克,地龙 12 克,黄芩 9 克,石菖蒲 9 克,远志 5 克,酸枣仁 6 克,石决明 30 克。

　　二诊:服上方 7 剂,头痛、唇麻减轻,语言较前流利,右下肢稍能自主活动。血压 158/101 毫米汞柱,脉弦细。肝阳渐平,守前法稍加增损。

　　处方:何首乌 12 克,黄芪 18 克,当归 9 克,赤芍 12 克,川芎 6 克,地龙 12 克,桑寄生 15 克,钩藤 12 克,黄芩 9 克,防己 12 克,酸枣仁 9 克,石决明 30 克。

　　三诊:服上方 20 余剂,右半身活动明显好转,手可持物,足可举步,语言流利。继以上方进退再调治月余,康复已能外出活动。

　　【诊疗心法要点】盖中风一病,多由肝肾不足、精血衰竭、水不涵木而致,为老年肾亏之人常发病。本病以肾虚为本,风火痰瘀为标。患者初诊时右半身不遂,言语不利,头痛,以标急为主,取当归、桑寄生、牛膝以补肝肾,取钩藤、菊花、石决明、夜交藤、赤芍、川芎、地龙平肝通络;石菖蒲、远志化痰开窍,标本兼顾,全方合用重在治肝肾,固其根本,故取效快。(刘如秀,2001 年第 7 期《中医杂志》)

刘启廷验案 2 则

验案 1

林某,男,37 岁。2013 年 4 月 29 日初诊。主诉:失眠 1 年,加重半月。患者自诉因工作压力大、应酬多,经常熬夜到下半夜,造成 1 年多夜卧不宁、睡眠不实,主要表现为入睡难,睡中易惊醒,多梦,严重时彻夜不眠,次日则头脑不清,心烦健忘,体倦肢酸,有时自汗盗汗,脘腹痞闷,食欲好,大便干。西医诊断为失眠(神经官能症),经常服用镇静安眠药,有脂肪肝病史,因服用西药出现口干、便结而求助于中医。舌质红、苔白,脉弦滑。依据舌脉证候,辨证为肝郁脾虚,痰湿内扰,胆虚肾损,心神失养。治宜解郁化痰,清心定志,安神助眠。方用解郁清心安神汤为基础方,加牡丹皮、炒栀子以清心泻火,凉血除烦;加大黄以通腑泻热,引热下行。

处方:茯苓 30 克,石菖蒲 30 克,郁金 15 克,牡丹皮 15 克,炒栀子 10 克,合欢皮 30 克,酸枣仁 30 克,珍珠母 30 克,黄连 10 克,肉桂 2 克,莲子心 10 克,大黄 5 克,甘草 10 克。6 剂,每日 1 剂,水煎 2 次混合,分 2 次早晚温服。嘱其尽量减少外出应酬,饮食清淡,按时作息,睡前温水浴足,再以手心对准脚心按摩 10 分钟,左按右,右按左,并适当增加运动,以促进血液循环,改善脏腑功能。

二诊(5 月 7 日):治疗后睡眠略改善,睡眠时间亦略有延长,体倦乏力明显减轻,仍睡中易惊醒,夜间口干,偶见盗汗,大便干结。予上方大黄倍量,以增通腑泄浊、引热下行之功。取药 10 剂,服药方法及注意事项同前。

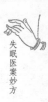

三诊(5月18日):睡眠时间延长,睡中有时因口干而自醒,喝少量温水再睡,心烦健忘改善,但大便仍干结。口干考虑与仰卧张口呼吸有关,故嘱其睡眠时取左侧卧位,另外煎药时大黄后入,以增加通便泻热之功。取药10剂。

四诊(5月28日):自述睡眠质量明显改善,1夜能睡6小时左右,夜间醒1~2次,但很快又能入眠,盗汗消失,大便通畅。效不更方,又取药10剂。另外嘱其适当食用莲子、百合、麦仁、山药等安神助眠食品,并养成按时作息的习惯。患者连续服药36剂,精神面貌明显改善,自述偶尔因应酬、劳累失眠几天,不用服药仅通过生活起居调理即可恢复。

验案2

张某,女,53岁。2012年4月1日初诊。患者主诉近半年来心烦意乱逐渐加重,有时难以控制,骂人毁物,失眠,严重时彻夜不眠,伴见头晕耳鸣,头面阵发烘热出汗,汗出畏寒,纳食不馨,脘腹痞满不知饥,大便干结难解,体重减轻5千克。西医诊断为更年期综合征,对症治疗效果不理想,且出现口干、神志恍惚等现象,停药后求助中医。近1年月经衍期,经期短、经量少、经色暗。舌质红、舌尖赤、苔薄白,脉弦细弱。患者形体肥胖,体质认定为痰湿体质。依据舌脉证候,辨证为肝郁脾虚,肾气亏虚,湿蒙清窍,虚火内扰,心神失养。治宜宁心除烦,解郁安神,清热敛汗,平肝补肾,调和阴阳。方用安神解郁汤加味。

处方:茯苓30克,石菖蒲30克,郁金15克,牡丹皮15克,炒栀子15克,仙茅15克,淫羊藿15克,合欢皮30克,珍珠母30克,酸枣仁30克,五味子15克,女贞子15克,莲子心10克,大黄5克,甘草10克。10剂,水煎2次,取汁混合,分2次早晚分服。同时给予心理疏导。

二诊(4月11日):自觉心烦意乱略有缓解,愤怒情绪能够克制,睡眠时间延长,睡中易醒,盗汗消失,精神改善,纳食增加,大便质稀,仍觉体倦乏力,动辄汗出,时时烘热自汗,汗出畏风。舌质红、苔薄白,脉细弱。考虑患者病程较长,服药后自觉身心轻松,症状也略有改善,唯汗出畏风不减,故予上方加炒白芍 15 克、桂枝 15 克,以调和营卫、固表止汗,继续取药 10 剂,调护同前。

三诊(4 月 22 日):自述失眠、头晕、耳鸣明显减轻,烘热汗出、畏寒、口干已消失,月经逾期 12 天,经期 3 天,量色如前,唯情绪不稳,遇事易懊恼,善太息。舌质红、苔薄白,脉沉细。效不更方,予上方继服 10 剂,同时加强心理调节,并嘱家人多给予关照。患者先后服药 30 剂,自觉症状基本消失,后随访 3 个月,告知恢复如常人。

【诊疗心法要点】对失眠患者的治疗,刘启廷教授强调要从根本上解决引起失眠的问题,首先问明引起失眠的原因,通过心理疏导、合理运动、饮食调恒,配合中药整体调理,标本兼治,从根本上解决问题。他总结多年的临床经验,依据辨证论治的原则,拟定解郁清心安神汤,治疗多种原因引起的失眠症,疗效显著。刘启廷教授认为,引起失眠的病因与思虑劳倦、内伤心脾、阳不交阴、心肾不交、阴虚火旺、肝阳扰动、心胆气虚、心神失守等因素有关,饮食丰盛、运动缺乏、忧愁思虑是导致本病发生的直接原因。因此,治疗宜解郁清心,安神定志。药用茯苓配石菖蒲、郁金以宁心安神,开窍化痰,行气解郁;合欢皮、酸枣仁、珍珠母合用,养心开郁,宁心定志,镇心安神;黄连与肉桂,取交泰丸之意,寒热并用,水火既济,以清心火,交通心肾;用莲子心清心除烦,平肝安神;甘草调和药性。诸药合用,共奏解郁散结、清心化瘀、安神定志之功效。(刘荔,2014 年 2 月 26日第 5 版《中国中医药报》)

刘茂才验案 1 则

验案

李某,男,62 岁。1996 年 3 月 12 日初诊。主诉双手震颤 3 年余,伴反应迟钝 2 个月。患者于 1993 年初出现双手震颤不止,四肢动作笨拙,步态慌张,曾在某医院住院治疗,诊为帕金森综合征,给予左旋多巴、多巴丝肼片、盐酸苯海索等及中药治疗,症状控制。近2个月又出现反应迟钝,近事过目即忘,神疲乏力。诊见:神疲乏力,气短懒言,面色无华,头晕眼花,口角流涎,动则汗出,双手颤动,手指节律性震颤,状如搓丸,行走步态慌张,肌肉强直,反应迟钝,失眠,纳差,大便3日1次,小便通畅,夜尿2~3次,舌质淡暗、苔白,脉弦细。中医诊断:颤病。证属久病体虚,气血亏虚,风痰内扰。治当益气养血,熄风涤痰开窍。

处方:黄芪45克,党参20克,白芍15克,川芎15克,何首乌20克,天麻15克,钩藤15克,石菖蒲12克,远志6克,蜈蚣2条,厚朴15克,甘草6克。7剂,水煎服,每日1剂。

二诊(3月20日):精神状态明显好转,饮食增加,汗出减少,大便通畅,仍双手震颤,步态慌张,舌质淡红、苔白,脉弦。效不更方,继以上方连服1个月,同时加用自拟养血活血、熄风涤痰之益脑安胶囊。

三诊(4月22日):服药1个半月来,患者精神良好,反应较前灵敏,饮食正常,睡眠欠佳,双手震颤好转,手指节律性震颤次数减少,口角流涎症状消失,舌质红、苔白,脉细弦。风痰渐消,气血渐复。上方去黄芪、厚朴、蜈蚣,加女贞子18克、山茱萸15克滋补肝肾之品,并继服益脑安胶囊2个月。

经3个月余治疗,双手震颤基本消失,只有情绪激动,紧张时双手抖动,步态较前平稳,记忆力恢复,夜尿0~1次,余均正常,遂以上方稍事加减,继续巩固疗效。该患者连续服药近3年,现震颤已完全不作,其他症状也均消失,随访2年,一切均正常。

【诊疗心法要点】帕金森综合征相当于中医之"颤证"。清代高鼓峰《医宗己任编》论颤证说"大抵气血俱虚不能荣养筋骨,故为之振摇,而不能主持也""须大补气血,人参养荣汤或加味人参养荣汤,若身摇不得眠者,十味温胆汤倍加人参,或加味温胆汤"。该患者久病五脏俱虚,痰瘀内生,夹风上扰脑窍,故除肢颤外,尚有神识痴呆、反应迟钝、健忘等症,据此立益气活血、涤痰熄风之法。方以党参、黄芪补气,何首乌、白芍、川芎养血活血以治其本;天麻、钩藤、蜈蚣

熄风通络止颤；远志、石菖蒲、厚朴化痰开窍；气血渐复后，再加女贞子、山茱萸增强滋补肝肾之阴而取效。（黄燕，雒晓东，卢明，2002年第6期《中医杂志》）

刘柏龄验案1则

验案

李某，女，58岁，退休职员。主诉：腰背痛2年余。病史：腰背酸痛，时轻时重。晨僵现象明显，四肢沉重乏力。50岁绝经，服过大量"盖中盖"等，无明显效果。查体：轻度驼背，腰活动轻度受限，脊柱广泛压痛，直腿抬高试验(－)。脉沉弦，舌质淡、苔薄白。X线检查：脊柱（胸腰段）后凸变形，各椎体呈鱼尾状改变，骨质疏松。诊断：骨质疏松症。辨证：骨痿（肾虚髓减，脾弱精衰，故骨失充养而致骨松）。治则：补肾，益脾，壮骨。拟补肾壮骨汤为治。

处方：淫羊藿25克，肉苁蓉20克，鹿角霜20克，熟地黄20克，鹿衔草15克，骨碎补15克，全当归15克，生黄芪20克，生牡蛎50克（先煎），川杜仲15克，鸡血藤15克，陈皮15克，制黄精15克，炒白术15克，怀山药15克。水煎服，每日1剂，嘱服2周。

二诊：患者自述，服药2周，症状有些减轻，唯睡眠欠佳，多梦。遂于前方加夜交藤30克、生龙齿20克（先煎），嘱再服2周。

三诊：患者自述晨僵、腰背酸痛明显减轻，步履较前轻松、有力，睡眠好转。仍按前方继续治疗月余，后服健骨宝胶囊2月余而收工。

【诊疗心法要点】刘柏龄教授是骨伤学方面著名的老中医，很早便提出"治肾亦治骨"。本案中患者为老年人，肾精亏虚，肾主骨，因此刘老予以大量的补肾之品，配以健脾益气，患者症状得以缓解；对于这类患者的失眠情况，刘老予以夜交藤、生龙齿等安神之品，夜交藤"治夜少寐"。《本草正义》《饮片新参》也提到夜交藤："养肝肾，止虚汗，安神催眠。"（李成刚，尹红兵，朱琦，2007年第9期《中医正骨》）

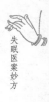
刘祖贻验案 1 则

验案

顾某,女,67 岁。1994 年 9 月 2 日初诊。咳嗽、便结复作 2 天。现咳嗽、咯少量白痰,口鼻干燥,纳食减少,大便干结,失眠多梦,舌质红、苔少,脉浮细数。治拟清燥解表,化痰止咳。方用桑杏汤加减。

处方:桑叶 10 克,杏仁 10 克,浙贝母 10 克,沙参 10 克,薄荷 10 克,金银花 15 克,矮地茶 15 克,女贞子 15 克,酸枣仁 15 克,佛手 10 克,甘草 5 克。

服药 7 剂后,咳嗽减轻,大便已不结,续服 7 剂而愈。

【诊疗心法要点】此案乃温燥犯肺所致,故用桑叶、薄荷、金银花清燥解表,沙参、女贞子养阴润燥,杏仁、浙贝母、矮地茶化痰止咳,酸枣仁安神,佛手理气,甘草调和诸药。(杨维华,卜献春,周慎,2010 年第 5 期《中医药导报》)

刘嘉湘验案 1 则

验案

方某,男,76 岁。2000 年 7 月 20 日在某医院行右肺上叶占位根治术。术后病理:右上肺鳞癌 Ⅱ ~ Ⅲ 级,局部伴有腺癌样结构。术后行 MVP 化疗 2 个周期,后因外周血白细胞降低而停。2001 年 2 月 9 日胸部 CT 示纵隔淋巴结增大,考虑转移可能。2001 年 3 月 28 日来诊:气急,动则益甚,咳嗽,纳欠馨,夜艰寐,右背部手术处拘急感;舌质偏暗而胖、有齿印、苔白,脉滑尺弱。证属术后肺肾两虚,瘀毒未尽,清肃失司。治宜补肺益肾,化瘀解毒。

处方:生黄芪 30 克,北沙参 30 克,百合 15 克,杏仁 9 克,山海螺30克,五味子15克,桑白皮9克,石上柏30克,石见穿30克,山慈菇15克,夏枯草12克,海藻12克,生牡蛎30克,八月札12克,肉苁蓉15克,菟丝子15克,蚕蛹12克,鸡内金12克,酸枣仁12克,牡丹皮9克,丹参9克。

二诊(4月18日):气急明显缓解,咳嗽,少痰。胃纳欠佳,夜寐欠安,右背部手术处拘急;舌质淡胖偏暗、有齿印、苔薄腻,脉滑。红细胞3.41×10^{12}/升,白细胞4.0×10^{9}/升。治疗有效,宗原法出入。

处方:黄芪30克,炒党参12克,炒白术12克,茯苓15克,陈皮9克,法半夏9克,杏仁9克,百部12克,紫菀12克,石上柏30克,石见穿30克,山慈菇15克,夏枯草12克,海藻12克,生牡蛎30克,肉苁蓉15克,菟丝子15克,蚕蛹12克,鸡内金12克,谷芽30克,麦芽30克,当归9克。

三诊(5月6日):动甚则稍有气短,咳减,少痰,纳增;舌质淡胖偏暗、有齿印、苔薄腻,脉滑。治疗有效,宗原法出入。

处方:生黄芪30克,炒党参12克,炒白术12克,茯苓15克,陈皮9克,法半夏9克,杏仁9克,百部12克,紫菀12克,石上柏30克,石见穿30克,山慈菇15克,夏枯草12克,海藻12克,生牡蛎30克,肉苁蓉15克,菟丝子15克,蚕蛹12克,鸡内金12克,谷芽20克,麦芽30克。

随访(9月23日):患者病情稳定,能维持日常生活。2002年9月2日胸部CT示:右肺癌术后,纵隔淋巴结增大与2001年2月9日相仿。

【诊疗心法要点】刘嘉湘教授系我国著名中医肿瘤专家,尤其对肺癌的诊治具有较高的造诣。刘老率先提出"扶正气"来治疗肺癌,刘老强调"疗肺癌不离乎肺,然不止于肺"。本病案辨证为肺肾两虚,瘀毒未尽,清肃失司。刘老以黄芪为君药,大补正气,配以滋养肺肾之阴,佐以酸枣仁等养心安神。(刘苓霜,2006年第2期《中医文献杂志》)

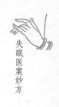

许润三验案 2 则

验案 1

某女,35 岁,孕 0。2007 年 3 年 27 初诊。西医诊断:盆腔炎性包块,盆腔粘连症。中医诊断:妇人腹痛(阳虚兼湿瘀型)。主诉:下腹痛 15 年,加重 4 天。曾被诊断为肠易激综合征。半年前因腹痛、发热于外院行盆腔脓肿手术,术中发现盆腔严重粘连。术后下腹痛无明显缓解。20 天前因劳累、受凉后盆腔炎急性发作,抗炎治疗后好转。近 4 天月经来潮,量可,下腹隐痛,伴下坠感,少食即腹胀,喜温,食欲差,睡眠差,多梦,大便溏,每日 3～4 次,排便时腹痛。舌淡胖、边有瘀点、苔白腻,脉细。月经基本规律。查体:面色淡白,弓背抱腹,步履缓慢,左下腹压痛(＋),无反跳痛及肌紧张。妇科检查:左附件区可触及一大小约 6 厘米×4 厘米包块、质韧、压痛(＋),右附件增厚、轻压痛(＋)。B 超示:左附件区囊性包块,大小 5.6 厘米×4.6 厘米。请西医妇科医师会诊,考虑有严重盆腔粘连症,半年内盆腔脓肿手术史,术后盆腔疼痛无明显改善,目前盆腔包块炎性可能性大,暂时不考虑再次手术,建议保守治疗。方拟阳和汤加减。

处方:鹿角霜 10 克,肉桂 6 克,麻黄 10 克,炮姜 6 克,熟地黄 20 克,白芥子 10 克,生甘草 10 克,细辛 3 克,皂角刺 10 克,莪术 20 克,蒲公英 20 克,生黄芪 30 克,黄酒 50 克。

14 剂后复诊,下腹痛减轻,饮食睡眠改善,大便次数仍多,觉咽干,口唇起疱疹,将上方麻黄减为 6 克,加炒白术 30 克、泽泻 10 克。

二诊:连进 14 剂后,笑逐颜开,气色有红润之象,走路轻便,下腹痛明显好转,软便、每日 1～3 次,排便痛亦明显缓解。嘱续服 1 个月,症状基本稳定,仅走路较久或月经来潮前稍觉下腹痛,复查 B 超,盆腔包块 4.6 厘米×3.3 厘米,较前有所缩小。

【诊疗心法要点】阳和汤出自《外科全生集》,用于阴疽属阳虚寒凝证。方中熟地黄(君药)温补营血,鹿角霜填精补髓,肉桂、炮姜温阳通脉,白芥子温散寒痰,麻黄开腠理以达表。诸药合用,使气血旺盛,阳气通达,余邪得出,阴凝自散。许老经验:常在原方基础上加生黄芪、当归、皂角刺、莪术等,或与失笑散、少腹逐瘀汤等合用化裁,用治阳虚寒凝、痰湿瘀结型盆腔包块、输卵管积水、盆腔积液等引起的下腹痛。常用鹿角霜代替鹿角胶,前者温通作用更强;常加细辛以散经络之寒。输卵管积水可加穿山甲、马鞭草等以增消瘀化痰通络之力。

验案2

某女,45岁,孕2产1人流1,职业:司机。2007年3月8日就诊。西医诊断:盆腔瘀血综合征。中医诊断:妇人腹痛(气虚兼瘀滞型)。主诉:下腹痛、腰酸反复发作1年,加重2周。1年前于外院诊为盆腔炎,口服抗生素及中成药后好转,1个月后复发。半年前行取节育环加宫颈息肉摘除术,术后复加劳累病情加重。近2周疼痛持续存在,两少腹坠胀隐痛,伴腰酸,喜温,神疲乏力,白带量中、色白,睡眠欠佳,多梦,大便略溏,每日2~3次,舌质暗、苔白,脉弦细。月经基本规律,末次月经2007年2月17日。妇科检查:宫颈光滑、肥大、色淡紫;子宫及双附件无明显异常。患者为司机,长期坐位,盆腔静脉回流受阻,盆腔检查除宫颈外未见明确阳性体征,考虑盆腔瘀血综合征可能性大。方用补阳还五汤加羌活。

处方:生黄芪60克,当归20克,地龙10克,赤芍20克,川芎20克,桃仁10克,红花10克,羌活10克。7剂。

二诊:下腹坠胀隐痛及腰酸无明显改善,守方,续服14剂,渐觉症状改善。复去驾驶工作,腹坠腰酸又作,复诊时嘱调换工作,原方生黄芪加至100克,续服14剂后诸证基本改善。

【诊疗心法要点】补阳还五汤出自清代王清任的《医林改错》,用治中风。方中重用生黄芪(君药)大补脾胃之元气,使气旺以促血行,祛瘀而不伤正。当归、赤芍、川芎、红花、桃仁活血祛瘀,地龙通经活络。全方使气旺血行,瘀祛络通。许老经验:运用本方加减治疗病程较长、正气亏虚、气虚血滞、因虚致瘀、脉络瘀阻、久病入络的

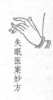

盆腔炎、盆腔瘀血综合征、子宫内膜异位症等,疗效较好。生黄芪用量可达 50～100 克。妇科顽症,多虚多瘀,瘀者久病入络,草木、金石力量不够,需用血肉有情之品,常用本方加蜈蚣、水蛭、土鳖虫等,合地龙入络搜邪,通经活络。(李仁杰,经燕,2007 年第 12 期《中华中医药杂志》)

阮士怡验案 2 则

验案1

某男,49 岁。2011 年 9 月 10 日初诊。患者高血压病 10 年,血压最高 195/130 毫米汞柱,平素服用缬沙坦胶囊(代文)80 毫克/日,硝苯地平片 5 毫克/次,2 次/日,酒石酸美托洛尔片 25 毫克/次,2 次/日,血压控制在 140～150/90～100 毫米汞柱。耳鸣 10 年,持续性蝉鸣音,时心慌,活动后心前区疼痛,平日喜饮酒吸烟,其父因心肌梗死去世。现症:寐欠安,多梦,梦中坠落感,头晕,时心慌,泛酸胃灼热。刻诊:血压 180/110 毫米汞柱,舌暗红、苔薄白,脉沉弦。西医诊断:高血压病。中医诊断:眩晕。证属肝阳上亢证。治宜滋阴潜阳。

处方:钩藤 15 克,地龙 15 克,石决明 30 克,牛膝 15 克,天麻 20 克,杜仲 25 克,浙贝母 15 克,煅牡蛎 30 克,吴茱萸 3 克,生龙齿 30 克,丹参 20 克,白豆蔻 6 克。

二诊(10 月 13 日):头晕减轻,血压控制在 140/90 毫米汞柱,无泛酸胃灼热,晨起耳鸣、心慌甚,走路及食后胸闷,寐欠安,多梦,舌暗红、苔白,脉沉细。西药改服苯磺酸氨氯地平片 5 毫克/日,酒石酸美托洛尔片 25 毫克/次,2 次/日。前方减石决明、吴茱萸、浙贝母、煅牡蛎、白豆蔻,加柴胡 10 克、黄芩 15 克、决明子 20 克、川芎 15 克。

三诊(11 月 3 日):诸证均减,血压 150/100 毫米汞柱,活动后心慌、心前区疼痛,冲风后鼻窦炎发作,夜晚两目干涩,大便不成形。

舌暗红、苔薄白,脉弦细。前方减柴胡、生龙齿,加赤芍 20 克、辛夷 10 克、吴茱萸 3 克、黄连 10 克、远志 10 克、生地黄 30 克。

四诊(11 月 24 日):心慌减轻,血压 130 ~ 140/90 毫米汞柱,纳可,大便不成形,舌暗红、苔白,脉弦。前方减杜仲、赤芍、决明子、黄芩、吴茱萸、黄连、远志、生地黄、辛夷,加桑寄生 20 克、淫羊藿 10 克、仙茅 10 克、葛根 15 克、僵蚕 15 克、石决明 30 克、浙贝母 15 克、煅牡蛎 30 克、紫石英 20 克。继续服用。

【诊疗心法要点】阮老认为临床诊病应遵循"辨证求因,审因施治"的原则,辨证求因,以治其本。因此阮老在诊疗过程中首重消除病因,继而注重对"病"的诊断,并结合患者体质、脏腑虚实、气血盛衰等特点进行辨证治疗。每接诊患者,阮老首要详细询问患者既往病史、发病诱因、生活习惯、工作情况、家族疾病等,并相应嘱患者适寒暑,节饮食,调情志,慎起居,松压力,保睡眠,减恶习,避戾气,淡名利,守精神等;然后进行辨证处方,将其分为三部分:先是依照中医基础理论给予处方用药,再是依据患者的兼证给予加减用药,最后根据现代药理研究成果给予治疗。这一处方用药方法在临床中取得了较好的治疗效果,为我们提供了辨证施治的新思路。

验案 2

某女,55 岁。2010 年 4 月 1 日就诊。患高血压病近 5 年,血压波动于 130 ~ 170/80 ~ 90 毫米汞柱,平素情绪不稳定,易激动,时有心悸,夜间尤甚,多梦,头晕,大便一日 2 ~ 3 行,月经后期量少色暗,舌红,脉弦细数,考虑患者仍处于围绝经期,且病程日久,肾阳受损,肝阳上亢,气血不和。治宜调和气血,滋阴柔肝,兼以温补肾阳,安神定志。

处方:当归 15 克,生地黄 20 克,白芍 30 克,川芎 10 克,益母草 15 克,补骨脂 10 克,郁金 10 克,香附 10 克,天麻 20 克,生龙齿 30 克,紫石英 15 克,白术 20 克,白豆蔻 6 克。

服药 7 天后,患者诸证减轻,原方加减继服 7 天,患者血压稳定在 130 ~ 140/80 ~ 90 毫米汞柱,未诉头晕、心悸等不适,纳寐可,二便调,嘱继服补肾抗衰片以巩固治疗。

【诊疗心法要点】阮老在治疗心血管疾病时提倡治心不拘于心,五脏并重,治病求本并在此基础上,结合临床经验,提出"肾为先天之本,肾气不足则精不能化气,气不能化精,脏腑功能紊乱可产生血瘀痰结等致病因素,形成痰瘀互结之证,为心血管疾病的主要病机"。正如张景岳所云:"命门为元气之根,为水火之宅,五脏之阴气非此不能济,五脏之阳气,非此不能发。"朱丹溪亦云:"善治痰者,不治痰而先治气,气顺则一身津液亦随气而顺,五脏之病,俱能生痰,故痰之本无不在肾。"所以阮老认为温补肾阳在治疗心血管疾病中的作用尤为重要,常在辨证论治的前提下,酌情加入补骨脂、肉苁蓉、鹿角霜、紫石英等温补肾阳之品。(倪淑芳,张军平,2010 年第 5 期《天津中医药》)

孙申田验案 3 则

验案 1

某女,45 岁。失眠 3 年余加重 1 个月,于 2005 年 5 月 21 日来大庆市中医院针灸科向笔者求治。该患者入睡困难,每日只能入睡 2 ~ 3 小时,面容憔悴,多方诊治效果不佳。遂用导师安神镇静法(老师常以百会穴配合情感区、印堂、太阳、神门、内关、三阴交、太冲等穴,治疗焦虑、强迫、抑郁性等神经症,效果颇佳)治之,每日针刺 1 次,并嘱停用药物治疗,在针刺治疗中尽量放松身心。次针刺后当晚即能入睡 6 小时,3 次后痊愈,容光焕发。笔者一直在临床中应用此法治疗失眠症,效果很好。

验案 2

某男,65 岁,退休干部。2007 年 3 月 5 日初诊。主诉:精神萎靡,悲观厌世,伴食欲减退、失眠、心悸、乏力、头晕,甚至有自杀念头等症状 1 年余。于 2006 年 3 月开始出现失眠症状,先后到多家医院就诊,分别给予艾司唑仑等药物治疗,睡眠改善不明显,后又到精神病专科医院治疗,静脉滴注氯硝西泮,口服舒眠胶囊等药物治疗,效果不显著,出现彻夜不眠、坐立不安、烦躁、不愿与人交流等症状,氯硝西泮药物静脉滴注22天时出现尿潴留现象,不能自主排尿,需插导尿管进行排尿,患者十分痛苦。既往有高血压、糖尿病病史。舌质红,脉弦细。诊断:抑郁神经症伴顽固性失眠。

治疗:主穴取百会、情感区、印堂、腹一区;配穴取内关、神门、三阴交、太溪、照海及太冲。

针灸6次后,氯硝西泮静脉滴注量逐渐递减,失眠症状有所缓解,睡眠5~6小时。针灸12次后,静脉滴注药物及口服药物停用,睡眠保持5~6小时。针灸18次后,尿潴留现象明显好转,可自主排尿,睡眠维持5~6小时。针灸24次后,神清语利,主动与人交流,恢复如常人。随访1年余未复发。

验案3

某男,34岁,职员。2005年6月4日初诊。主诉:不能安静坐立及平卧,失眠、多汗、口干2周,加重5日。现病史:于2005年4月因工作压力大,出现狂躁、易怒等症状,遂到某医院精神病专科就诊,诊断为躁狂症,给予氟哌啶醇治疗,疗效不明显。2周前忽然出现不能安静坐立及平卧、心悸怔忡、失眠健忘、多汗口干等症状,口服普萘洛尔、三唑仑等药物治疗后,症状未见好转。5日前症状加重,整夜不眠。查体见神志清楚,语言流利,面具脸面容,双眼目光呆滞,双手静止性震颤,慌张步态,四肢肌张力增高,感觉系统正常,病理反射未引出,舌红少苔,脉细数。诊断:抗精神病药物所致静坐不能综合征。

治疗:主穴取百会、情感区、印堂、腹一区;配穴取内关、三阴交、照海及太冲。

初诊治疗行针3分钟后患者要求起针并强行坐起,当晚可入睡3小时。

二诊:行针后通电可静卧10分钟,如法针灸6次后静卧可达40

分钟,并主动要求延长时间,步态如常人,每晚睡眠可保证 6 小时。针灸 10 次后能安静坐立及平卧,随访半年未复发。

【诊疗心法要点】对于神志病的治疗,孙老根据多年来丰富的临床经验,在西医诊断明确、中医辨证清晰的基础上,以调神为本,根据辨证论治的原则结合大脑功能定位与头皮表面投影的关系,制定出其独特的选穴配方方案,主方选用百会、印堂、情感区及腹一区,同时辨证配穴,穴位选取不拘常穴,施以特定的手法操作,在临床中屡治屡验,疗效卓著。在治疗神志疾病中应用腹一区,该区位于剑突下 0.5 寸及左右旁开 0.5 寸,共 3 穴,向下平刺 40 毫米深,其对治疗情感障碍、抑郁、焦虑、失眠以及精神方面的各种疾病均有较好疗效。主方百会穴,其为手足三阳经与督脉及足厥阴肝经之会,位居头之巅顶,为百脉聚会之处,百病皆治,本穴对治疗全身各种疾病均有益处,可扶正祛邪、安神定志,为调神健脑之要穴。(王玉琳,张瑞,2009 年第 8 期《中国针灸》)

孙光荣验案 2 则

验案 1

赵某,男,26 岁。2010 年 9 月 10 日初诊。失眠,多梦,胃脘不适,双目酸痛。舌淡、苔少,脉细缓。辨证:胃腑失和,心神受扰。治则:理胃降逆,养心安神。

处方:生晒参 12 克,生北芪 12 克,丹参 10 克,云茯神 15 克,炒酸枣仁 15 克,生龙齿 15 克,夜交藤 15 克,西砂仁 4 克,乌贼骨 10 克,荜澄茄 4 克,生甘草 5 克。14 剂,水煎服,每日 1 剂。

二诊(10 月 8 日):失眠、多梦,服前方后已改善诸多。双目酸痛,舌淡、苔少,脉弦细。

处方:生晒参 12 克,生北芪 10 克,丹参 10 克,云茯神 15 克,炒酸枣仁 15 克,生龙齿 15 克,夜交藤 15 克,制何首乌 15 克,明天麻 10 克,西砂仁 4 克,乌贼骨 10 克,车前子 10 克,荜澄茄 4 克。14

剂,水煎服,每日1剂。

半年随访,睡眠安好。

验案2

王某,女,29岁。2009年10月23日初诊。血压低,头晕难寐,气短无力。舌淡、苔少,脉弦无力。辨证:气血两亏,心肝失养。治则:养血以柔肝,补气以升清。治以调气活血抑邪汤加减为法。

处方:生晒参15克,生北芪15克,丹参10克,制何首乌15克,明天麻10克,北枸杞15克,云茯神15克,炒酸枣仁15克,合欢皮10克,阿胶珠10克,灵芝10克,生甘草5克。14剂,水煎服,每日1剂。

二诊(11月6日):服前方难寐、头晕,气短无力均有好转,但仍有神疲乏力之感,夜尿稍频。

处方:生晒参15克,生北芪15克,丹参10克,制何首乌15克,明天麻12克,云茯神15克,炒酸枣仁15克,合欢皮10克,生龙齿15克,金樱子10克,覆盆子6克,车前子10克,益智仁10克,生甘草5克。7剂,水煎服,每日1剂。

半年随访,睡眠安好。

【诊疗心法要点】孙光荣教授运用"中和"学术思想治疗不寐的经验探微《素问·逆调论》"胃不和则卧不安"乃胃气上逆,心神受扰,孙老则认为此仅为其一。验案1所示,结合其舌脉,心肝阴血亏虚阳旺之证尚明显,故治疗上二者兼顾,扶正和祛邪并举。二诊在此基础上增加了养血平肝明目的治疗药物。不寐一症,虽总属阳盛阴衰,阴阳不交,但此是其常。经云:"故重阴必阳,重阳必阴。"阴阳互根,气血相长,理所必然。此案即是气虚血无以生,血虚气无以长,终致血虚肝旺,阳无以潜,阴阳不能相感,治疗当补气以生血,补气以升清,气血互生,阴阳相长,而使得阴平阳秘、气血中和、失眠头晕、气短等症得以平复。在用药方面有几点值得研学:①西砂仁4克,量小,而意义重大,量大则辛燥扰神,而不利,辛香走窜,调全方之力静"中和"。②验案1二诊方中的车前子、明天麻、制何首乌之

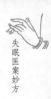

药的添加,验案 2 中二诊与一诊处方中药物的区别,给我们提示气血中和,脏腑中和,才能神安眠甜。(杨建宇,李杨,王兴等,2011 年第 6 期《光明中医》)

李鼎验案 2 则

验案 1

吴某,女,49 岁。以"自觉气逆冲胸 3 年"为主诉就诊。现病史:3 年前月经紊乱后,烦躁、潮热、失眠等更年期诸证始生。周身不适,自觉腹胀,气从小腹上冲胸中,心悸,咽喉紧束感,头胀痛。大便干结难出。舌红、苔少,脉弦。西医诊断:更年期综合征。中医诊断:奔豚气。

治疗:患者取平卧位,局部先取冲脉穴位关元、四满、气穴。行泻法,向上提插(进针 1 寸后往上提)。远道取公孙、下巨虚、太冲(泻法)。邻近取印堂、内关、三阴交(进针不捻转)。留针 30 分钟后,配合静卧调息后起针。

治疗后,患者感觉腹中胀气消除,心悸症状缓解。连续施治 5次后,奔豚气症状痊愈。

【诊疗心法要点】李老在经络辨证基础上,施行治疗。以局部(冲脉起点关元穴周围)行泻法,调节冲脉过盛。远道取八脉交会穴公孙,冲脉下腧穴巨虚,肝经腧穴太冲,消胀降逆。邻近辅以李老治疗更年期诸证经验穴组:印堂、内关、三阴交,泻实补虚,共奏其功。

验案 2

某男,45 岁。2009 年 6 月 10 日初诊。失眠 1 年。自述肩背酸痛,思虑过多,心烦不安,不易入睡,易醒早醒。口干舌燥,自觉疲倦腰酸,舌红、苔薄黄,脉弦细数。有颈椎病史。西医诊断:神经衰弱性失眠。中医诊断:不寐。治拟泻热清神,宁心安眠。

治疗:患者先取俯卧姿,针刺天柱、肩中俞、曲垣、天宗、臑俞、心俞、膈俞、肾俞穴,留针 30 分钟,起针后,患者取仰卧位,针刺印堂、间使、足三里、照海。TDP 灯移至下肢,留针 30 分钟。

每星期治疗 1 次,经过 4 次治疗,患者症状明显好转,每夜可熟睡 5 ~ 6 小时。肩颈部诸证痊愈。

治疗:背俞穴针用 0.30 毫米 ×40 毫米毫针,斜刺、针尖朝下,针深 1 寸,提插捻转泻法为主,针尖朝下,引气下行。

李教授认为顽固性失眠,多伴有其他症状,当求其因,辨证对症,循经取穴。取俯、仰卧两种体位治疗,兼顾局部、远道取穴,阳降阴升,协调平衡,达到治疗失眠效果。

【诊疗心法要点】李教授临床对失眠患者运用心俞、膈俞、肝俞、脾俞、肾俞穴等,起清心胸膈上诸热、调补肝肾作用。验案 2 以泻法为主,留针 30 分钟后,起针,令患者仰卧再取印堂、间使、足三里、照海等穴位。留针 30 分钟,TDP 灯移至下肢部,取其镇定泻热清神、引气下行作用。伴有颈椎病史、颈项肩背疼痛诸证者,配穴天柱、肩中俞、曲垣、天宗、臑俞局部取穴;伴有抑郁症者配完骨、大杼、膏肓、魄户、志室、百会、合谷、太冲等穴;伴有前列腺炎病史、会阴肿胀、腰酸尿频诸证者,配上髎、复溜、筑宾、太溪等穴。(陈瑞莹,徐平,2010年第 5 期《上海针灸杂志》)

李士懋验案 3 则

验案 1

郝某,男,60 岁。2012 年 10 月 5 日初诊。失眠 2 个月,患者不服西药整夜无眠 2 个月,胸闷,自觉心下有物停留,纳差,大便次数多,每日 2 ~ 4 次,小便 300 ~ 400 毫升/天。查小腿肿(+++),左腿有血栓,舌淡、苔薄白,脉沉弦细数,曾安心脏起搏器和行右肺下叶切除术。证属阳虚水停中焦,阻遏清阳。治宜温阳健脾。治予苓桂术甘汤合真武汤加减。

处方:茯苓 15 克,白术 12 克,桂枝 15 克,附子 15 克(先煎),干姜 7 克,炙甘草 7 克,泽泻 15 克,黄芪 15 克,焦山楂 10 克,焦麦芽 10 克,焦神曲 10 克。每日 1 剂,水煎 2 次,共取汁 350 毫升,分 2 次口服。

服用 7 剂后睡眠已达 3～4 小时,后原方巩固 14 剂,随访睡眠好,精神佳。

【诊治心法要点】胸为清旷之野,清阳所居,头为神明之府,阳气载清阳达于头目,神明安则可安眠,阳气虚衰、神无所依而不寐。李教授认为,脉弦乃阳中阴脉,按之不足,乃阳气虚衰。本例证属阳虚水停,部位在中焦,水气凌心而发病,大法温阳益气,方以附子为君药,用苓桂术甘汤可健脾祛湿,使清阳上达,真武汤既可温化水饮,又可温补肾中阳气,加黄芪补大气益气之源。

验案 2

张某,女,45 岁。2012 年 10 月 5 日初诊。头晕、头痛、失眠 10 余年,服西药后可眠,心慌,乏力,胸闷,气短,易怒,小便频,见人多则烦,善太息,舌红,脉沉弦滑数。证属肝胆湿热。治宜清利肝胆。以龙胆泻肝汤加减为方。

处方:龙胆草 6 克,黄芩、柴胡各 12 克,焦栀子 9 克,当归 15 克,生地黄、生龙骨、生牡蛎各 30 克。每日 1 剂,水煎 2 次,共取汁 350 毫升,分 2 次口服。

服用 7 剂后睡眠已达 2～3 小时,后原方巩固 7 剂,后改养血疏肝健脾。

【诊治心法要点】本例头晕易怒,舌红,脉沉弦滑数,寐少,烦躁,舌红,系木火扰心,肝经上达巅顶,肝经有热必扰神明则不眠。故予龙胆泻肝汤,清利肝胆为法,湿热不明显,故去车前子、泽泻利湿之品,加生龙骨、生牡蛎以镇静安神,获效后改养血疏肝健脾巩固。

验案 3

翟某,女,52 岁。2012 年 9 月 24 日初诊。失眠 3 年,每日睡 3～4 小时,乏力,怕冷,脉弦滑细,舌淡、苔黄。证属肝血不足。治宜养血安神。方以酸枣仁汤加减。

处方:酸枣仁 30 克,川芎 6 克,知母 10 克,炙甘草 7 克,茯苓 15 克,柴胡 7 克,黄芪 15 克,党参 10 克,当归 12 克,白术 10 克,龙眼肉 15 克,远志 9 克。每日 1 剂,水煎取汁 350 毫升,分 2 次服用。

7 剂后睡眠已达 5～6 小时,14 剂后随访睡眠好,已正常工作。

二诊(9 月 30 日):脉弦滑减,舌同上,失眠减,身乏力减,怕冷如前,上方加生姜 4 片、桂枝 10 克、大枣 7 枚,去知母。

【诊治心法要点】肝藏魂,肝阴不足,则魂不安,神不宁,故失眠心绪不宁。本例乏力,怕冷,脉弦滑细皆肝血不足之症,治宜健脾养肝,予治虚劳虚烦不得眠的酸枣仁汤。李教授认为,酸枣仁甘酸而润,补肝阴,泻肝实,安魂宁心,必重用方效,恒用至 30～60 克。其脉弦细数,弦主肝,细为阴不足,数乃阴虚阳亢之象,诊为肝阴虚,李教授加当归补血,龙眼肉、白术健脾以补后天,远志交通心肾。二诊症大减,但卫阳虚,故以桂枝汤意鼓舞阳气,而知母偏寒故去之。(马玉燕,王孝良,2013 年第 11 期《河北中医》)

李今庸验案 1 则

验案

某女,41 岁。经常失眠,不能入寐,寐则多噩梦,易惊醒,心烦,舌苔黄腻。李老师辨证为痰浊阻胆,肝魂不藏。"肝合胆,胆者中精之府"(《灵枢·本输》)。痰浊郁滞胆腑,肝魂失于舍藏,则症见失眠,不能入寐,而寐则多噩梦,痰浊郁滞,邪实则正衰,胆气不足,故睡眠易惊醒。胆气通于心,胆有邪则心为之烦。痰浊郁结生热,则见舌苔黄腻。治宜清化痰浊,佐以安神。方拟黄连温胆汤加味。

处方:法半夏 10 克,陈皮 10 克,茯苓 10 克,炙甘草 10 克,竹茹 15 克,炒枳实 10 克,黄连 8 克,生地黄 10 克,当归 10 克,酸枣仁 10 克。

方以黄连温胆汤清化热痰,加入生地黄、当归、酸枣仁养血安神。药服 3 剂而愈。

【诊疗心法要点】痰为阴邪，易扰神明，神的产生以五脏精气作为物质基础。《素问·八正神明论》曰："血气者人之神。"脏腑功能正常则气血津液旺盛，故精盛形健而神旺。《素问·六节脏象论》曰："气和而生，津液相成，神乃自生。"《灵枢·平人绝谷》曰："血脉和利，精神乃居。"脏腑功能失调，气血津液代谢紊乱，三焦气化失常，化生痰浊，痰为阴邪，易扰神明，导致神志异常。故李老师辨治神志病病因最重痰邪，因此本案例中李老师用黄连温胆汤治疗痰饮郁久化热之失眠。（杨化冰，张茂林，2013 年第 8 期《中医杂志》）

李文瑞验案 2 则

验案 1

刘某，女，28 岁。初诊：婚后 5 年不孕，经前腰痛，行经时少腹痛，尤以第一、第二日为剧，痛如刀割针刺，经血时有紫块，少腹喜热。诊见形体瘦弱，平素若行经，能勉强工作，大便秘结，3～5 日 1 行，质硬成球。肢软乏力，纳如常，行经前夜寐不宁，行经时常因痛而整夜不寐，舌质微紫、苔少，脉沉细，时有弦滑之象。证属瘀血内阻。治宜活血化瘀，止痛通便。方拟少腹逐瘀汤加味。

处方：熟大黄 15 克，乌梅 10 克，小茴香 13 克，生姜 6 克，延胡索 10 克，没药 6 克，当归 10 克，川芎 6 克，肉桂 10 克，赤芍 10 克，生蒲黄 10 克，五灵脂 6 克，香附 10 克，丹参 15 克，火麻仁 10 克。7 剂，每日 1 剂。

二诊：每日 1 煎服药后，大便已顺，直至行经。此方坚持服用，经期痛势大减，血块减，经量略增，精神好转。纳寐如常，大便略秘结，舌质微红、苔薄，脉细弦，上方改制蜜丸继服 2 个月，大便顺畅，痛经可忍，妇科检查，子宫内膜异位有好转，子宫浆膜除少许外，大部有修复之象，再投上方蜜丸 3 个月后痛经亦不显，大便每日 1 行，质柔软。

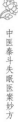

【诊疗心法要点】子宫内膜异位症,病机多属瘀血内阻。大多发生于生育年龄,每致婚后多年不孕。临证以经前经行腰腹疼痛为主,痛如刀割针刺。此症多合并有便秘之疾,2～3日或3～5日1行,质坚津少,此系瘀血内阻、大肠传化功能失司所致。治则重在活血化瘀,李老师选用少腹逐瘀汤加味,使得子宫内膜异位症所致痛经缓解,大便亦通畅。

验案2

刘某,女,40岁。1个月前外感发热,全身恶寒,微汗,头痛时作,常流涕,曾服感冒冲剂、羚羊清肺丸及连理汤、四逆汤等,热退,形寒缓解。诊见面色尚华,虽不恶寒,但项背时冷,手足发凉,触其手至腕以下不温有凉感,纳食如常,大便不成形,每日2～3次,心烦时发,夜寐不宁(入睡难,又时早醒),口干喜饮。舌质微红、津液不足、苔白不厚,脉细、沉取有弦象。综合前医用药及现症,乃外感初起时服苦寒之味过早过多,以致邪伏于表不退。治宜解郁透邪,破结通阳。方拟四逆散加味。

处方:柴胡15克,枳实10克,白芍10克,甘草5克,焦栀子18克,淡豆豉10克。5剂,水煎服。

5日后来诊,手足已温,夜寐好转,但时早醒,大便已成形,每日1～2次。舌质仍微红、苔白不厚,脉细弦。上方加夜交藤15克、焦白术15克,焦栀子改用炒栀子10克。5剂,水煎服。1个月后告之,只服3剂,诸证痊愈。

【诊疗心法要点】此案为典型的四逆散证,但前医误投四逆汤,药不对证,徒增郁热,更伤阴液,心烦不寐加重,口干舌燥。亟当清透疏解,故予四逆散加栀子豉汤,解郁透邪,破结疏散,从而因阳郁所致四逆之证得愈。(魏玲玲,黄飞,李秋贵,2008年第6期《中医杂志》)

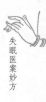

李德新验案 3 则

验案 1

高某,女,46 岁。2007 年 2 月因顽固性失眠于门诊就诊。自诉近 1 年来,夜间入睡困难,寐而易醒,有时醒后很难再寐。每晚必服用地西泮片 15 毫克,症状无缓解。现症见:多梦,易于惊醒,伴心慌,时头晕,倦怠乏力。既往:健康。家族史:母亲有失眠倾向。查体:面色少华,舌红、中心苔白,脉沉弦细。辨证:肝血不足,心失所养,虚热内扰。予酸枣仁汤加减。

处方:酸枣仁 20 克,知母 10 克,茯苓 15 克,当归 20 克,川芎 10 克,柴胡 10 克,郁金 15 克,焦白术 20 克,夏枯草 15 克,半夏 15 克,土茯苓 20 克,甘草 10 克。

二诊:上方 7 剂,药后症减,但仍多梦易惊,盗汗,舌红、苔白,脉沉弦细。前方去川芎、焦白术,加之生龙骨 20 克、生牡蛎 20 克。上方 7 剂,不寐减轻,饮食、二便如常,时汗自出,口苦,目眩,舌红、苔薄白,脉弦细。

三诊:予以小柴胡汤加减。

处方:柴胡 10 克,黄芩 15 克,龙骨 20 克,牡蛎 20 克,夏枯草 15 克,半夏 10 克,郁金 15 克,土茯苓 20 克,连翘 15 克,珍珠母 15 克,龙齿 15 克,甘草 10 克。

四诊:上方 7 剂后,饮食二便如常,时感烦躁易怒,关节不利,舌红、苔白薄,脉弦细。主以丹栀逍遥散加减,疏肝健脾,和血除烦。

五诊:睡眠颇佳,诸证均减,已基本恢复正常。予以柴胡疏肝散加减。

处方:柴胡 10 克,枳壳 10 克,川芎 10 克,酒白芍 15 克,陈皮 10 克,当归 20 克,夏枯草 20 克,半夏 10 克,豨莶草 30 克,茜草 20 克,焦白术 20 克,甘草 10 克。

上方 7 剂,药后随访,未复发。

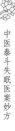

【诊疗心法要点】肝藏血,肝血不足,则肝魂不守而失眠多梦。心主血,心血虚,则虚火内扰,神失所养而虚烦不寐,心悸健忘。方中,酸枣仁甘酸性平,酸入肝,益肝血而补肝虚,肝血足则心血安旺,心宁则神安;知母苦寒而润,善滋肾阴而清虚热,填肾水以降心火。两药相配,酸苦合用,心肝并治,养心阴、益肝血而安神定志,清热除烦。茯苓,甘淡而平,健脾而宁心安神。当归、川芎,一偏养血和血,一偏行气散结,二药伍用,活血、养血、行气三者并举,且润燥相济,使祛瘀而不耗伤气血,养血而免致血壅气滞。

验案2

某男,53 岁。2008 年 11 月 3 日初诊。主诉:胆怯焦虑数年。症见:抑郁,焦虑,胆怯易惊,少寐,口苦,脘痞,矢气则舒,舌淡、苔薄白,脉沉细。中医诊断:郁证。证属心脾两虚,心失所养。

处方:党参 20 克,焦白术 15 克,茯苓 15 克,半夏 10 克,陈皮 10 克,枳壳 10 克,生龙骨 20 克,生牡蛎 20 克,淡豆豉 20 克,焦栀子 15 克,夜交藤 30 克,甘草 10 克。10 剂,每日 1 剂,水煎,分 3 次口服。

二诊(11 月 12 日):症见少寐,心烦减轻,时有心中懊恼,饮食、二便如常,舌淡、苔薄白,脉弦数。

处方:柴胡 10 克,黄芩 15 克,生龙骨 20 克,生牡蛎 20 克,夏枯草 15 克,半夏 10 克,淡豆豉 20 克,焦栀子 15 克,酸枣仁 15 克,远志 10 克,鸡内金 15 克,甘草 10 克。7 剂,每日 1 剂,水煎,分 3 次口服。

三诊(11 月 19 日):药后症减,偶有少寐,饮食二便如常,舌淡、苔薄白,脉弦稍数。

处方:柴胡 10 克,黄芩 15 克,生龙骨 20 克,生牡蛎 20 克,龙齿 20 克,珍珠母 15 克,菖蒲 15 克,远志 10 克,郁金 15 克,淡豆豉 20 克,焦栀子 15 克,甘草 10 克。14 剂,每日 1 剂,水煎,分 3 次口服。

随访半年,症状未发。

验案3

李某,男,18 岁。2000 年 3 月 3 日初诊。患银屑病 1 年有余,多方医治无效。查体:躯干及四肢起红色皮疹,表面覆有银白色鳞屑,皮屑易于剥离,剥离后有筛状出血点,瘙痒不堪。夜难成眠,大便秘结,舌质红、苔黄,脉滑数。中医诊断:白疕。证属血热内蕴,郁久化毒,以致血热毒邪壅搏肌肤而成。治宜清热解毒,凉血止痒。方用犀角地黄汤加味(犀角易水牛角)。

处方:生地黄、赤芍、牡丹皮、玄参、丹参、当归、栀子、黄柏各 15 克,苦参、土茯苓、水牛角各 20 克,生甘草 10 克。水煎服,每日 1 剂。

服上药 7 剂后,瘙痒显著减轻,夜眠安定。守原方服 14 剂,瘙痒基本消除,皮疹消失大半。再用上方去苦参、土茯苓,加紫草 20 克,桃仁、红花各 15 克。连服 28 剂,皮损完全消退。

【诊疗心法要点】银屑病,即中医之白疕、松皮癣,是一种皮损以红斑、鳞屑为主的慢性、易复发性顽重皮肤病。以青壮年为多,男性多于女性,有明显季节性。李师认为,本病多素为血热之体,外感风热湿毒,客于肌肤,内外合邪,以致营血失和、气血不畅、血分蕴热、阻于肌表而发此病。血热是发生本病的主要原因。七情内伤,气机壅滞,郁久化火;或饮食失节,脾胃失和,气机不畅,郁久化热,均使血热内蕴,郁久化毒,以致血热毒邪外壅肌肤而发病。青年人生机旺盛,血气方刚,阳热偏盛者居多,故好发于青年人。方中水牛角、生地黄清热凉血;赤芍、牡丹皮、当归、玄参、丹参活血、养血、散血,以防火热煎熬,营血瘀滞;黄柏、栀子、苦参、土茯苓清热利湿,解毒止痒;生甘草清热解毒,调和诸药。瘀血不去则新血不生,血热煎熬日久,必有瘀滞,故加桃仁、红花活血化瘀之品,使瘀化血畅,营卫之气畅达肌表,内外之邪得以疏泄宣散,皮肤腠理得以充养濡润。痒虽属风,然祛风之药,大多燥散,易造成风去伤阴,故要慎重选用祛风之药,以不用为宜,即使用之,剂量不宜过大,且中病即止。(黄玫玫,2009 年第 4 期《辽宁中医药大学学报》)

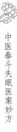

杨春波验案 1 则

验案

江某,女,40 岁。2002 年 5 月 15 日初诊。胃脘部闷胀,时痛引右胁,不知饥,纳差,嗳气频作,口苦、口干、喜温饮,寐差多梦,性急易怒,小便淡黄,大便偏软,月经正常,舌尖红、质淡红暗、苔黄腻,脉细弦缓。胃镜示:慢性浅表性胃炎。病理:胃窦大弯活动性,重度,Hp(+)。西医诊断:慢性浅表性胃炎。中医诊断:胃痞。证属湿热肝郁,胃失和降,上扰心神。治宜清热祛湿,疏肝和胃,佐以安神。方用杨氏清化胃饮合四逆散加减。

处方:茵陈蒿 10 克,佩兰 10 克,半夏 10 克,柴胡 6 克,赤芍 10 克,白扁豆 10 克,茯苓 15 克,合欢皮 10 克,麦芽 15 克,谷芽 15 克,薏苡仁 15 克,厚朴 6 克,琥珀 4.5 克,白豆蔻 4.5 克,黄连 3 克。7 剂,每日 1 剂,水煎服,配服保和丸 6 克,每日 2 次,餐前温开水送服。

二诊:药后胃脘仅纳后闷胀,嗳气已平,知饥欲食,寐好时梦,小便淡黄,大便成形,舌质淡红、苔薄黄腻,脉细弦缓。守上方,去半夏、麦芽、谷芽、合欢皮,琥珀改为 3 克,茯苓改为 10 克,保和丸易胃乐宁 1 片,每日 3 次。餐前温开水送服。14 剂。

三诊:因伤冷食,胃脘胀痛,嗳气又作,知饥纳可,寐安,苔见黄腻,脉细弦缓。方以清化饮加味。

处方:茵陈蒿 9 克,半夏 9 克,藿香 9 克,厚朴 9 克,赤芍 9 克,黄连 3 克,白豆蔻 4.5 克,薏苡仁 12 克。10 剂。胃乐宁续服。

四诊:诸证悉除,知饥纳可,舌质淡红、苔转薄黄、根少腻,脉细缓。胃镜复查:轻度浅表性胃炎,Hp(-)。改以健脾清化、理气舒络为法,选参苓白术散加减调理善后。

【诊疗心法要点】杨老在治疗脾胃病时,在重点治疗脾胃的同时,特别强调整体观念,注重脾胃与其他脏腑的相互关系对于脾胃病湿热证属湿热并重者,在自拟清化饮的基础上,因证制宜,兼以理脾清化,调气舒络,散瘀安神,加减治疗。(吴宽裕,刘宏,乐云丰,2007 年第 5 期《福建中医学院学报》)

吴生元验案 3 则

验案 1

王某,女,52 岁。2010 年 8 月 20 日初诊。自诉 26 岁患多发性肌炎,经治疗后病情平稳。近 1 年来病情反复,服用泼尼松 20 毫克/天、羟氯喹 400 毫克/天治疗,现仍感全身肌肉关节疼痛、肢软乏力,肌肉萎缩,体重减轻至 40 千克,眠差,饮食少,口干不欲饮,舌红、苔白,脉细。中医诊断:肌痹(肾气亏虚、下元不藏、虚火上泛证)。治宜清上温下,引火归元,纳气归肾,助阳生津。方用潜阳封髓丹加减。

处方:白附子 60 克(先煎 3 小时),黄柏 20 克,砂仁、龟板、骨碎补、肉桂、补骨脂、板蓝根各 15 克,山豆根、露蜂房、甘草各 10 克,细辛 5 克。

连服 10 剂,仍感双下肢关节肌肉疼痛,余关节肌肉疼痛减轻,口干减轻,饮食增加,咽喉疼痛,大便时干时稀,舌淡、苔薄黄,脉沉细。继上方加桔梗 10 克,继服 5 剂,双下肢疼痛减轻,仍感腿软无力,舌尖溃疡,牙龈肿痛,咽痛口干,二便正常,舌淡、苔薄黄,脉沉细。守方继服 15 剂,双下肢疼痛明显减轻,口干减轻,舌尖溃疡愈合,牙痛、咽痛消失,自觉两眼酸胀,舌淡、苔黄腻,脉细弱。之后守方再服 15 剂,诸证渐解。

【诊疗心法要点】肌痹相当于西医多发性肌炎,中医常用清热解表润肺、健脾益气祛湿、解毒利湿清热、滋补肝肾、舒筋通络等法治疗。本患者病程日久,邪恋不去,已属晚期,病久入络,或阳损及阴,或阴损及阳,肾虚,精血不能濡养筋骨经脉,故全身肌肉萎缩,体重下降,腿软无力;正气不足,风寒湿邪不化,经络阻滞,气血不畅则全

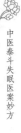

身肌肉疼痛;肾气亏虚,下元不藏,虚火上泛则口干鼻干,咽喉疼痛,牙龈肿痛,舌尖溃疡,大便干,睡眠差,舌淡、苔薄黄或黄腻;脉沉细亦属肾气亏虚、下元不藏、虚火上浮之象。本证为本虚标实、寒热错杂之证,故以潜阳封髓丹加减,纳气归肾,助阳生津,清上温下,引火归元,祛风活络,散寒止痛。在西医治疗的同时,配合中药,增效减毒,明显缓解肌肉疼痛、乏力、口疮、咽痛等症状。

验案2

张某,女,49岁。1998年5月14日初诊。患者反复头痛18年,常在劳累后出现,以两侧太阳穴刺痛为主,曾在某医院诊断为血管神经性头痛,常服头痛粉、去痛片等控制,3天来头痛发作并加重,在单位医务室肌内注射阿托品后头痛缓解约6小时,当日仍感头痛,故来诊。刻症见:两侧太阳穴刺痛,口干喜饮,眠差梦多,神疲乏力,去年8月停经,自服尼尔雌醇后月经恢复,但时来时止,近2个月来月经10多天1行,量少色黑,测血压130/70毫米汞柱,舌淡、苔薄白,脉沉细。证属气虚血滞,脉络瘀阻。治宜益气活血,通络止痛,给补阳还五汤加减。

处方:黄芪50克,当归30克,白芍、天麻各15克,桃仁、红花、赤芍、丝瓜络、黄芩、菖蒲、白豆蔻、炙远志、大枣、甘草各10克,葛根20克。

服药5剂,头痛缓解,诸证减轻,效不更方,守方再服5剂而愈,随访至今未发作。

【诊治心法要点】患者病程日久,工作劳累,气血不足,久痛入络,瘀血内停,脉络痹阻,故头部太阳穴刺痛,取王清任《医林改错》补阳还五汤加减,方中重用黄芪大补元气,扶正固本;辅当归、赤芍、白芍活血养营,其中白芍上行头目,下行血海,通经止痛;桃仁、红花、丝瓜络化瘀通络;炙远志养心安神;天麻、黄芩平肝泻火;葛根升发清阳,生津止渴;菖蒲、白豆蔻健脾和胃;大枣益气健脾;甘草缓解急迫,调和诸药。全方配伍,益气活血,通络止痛,平肝泻火,健脾和胃,故功效卓著。

验案 3

普某,女,43 岁。1997 年 7 月 21 日初诊。患者行阑尾切除术 8 月余,术后经常头痛,左右侧交替出现,时作时止,服去痛片可暂时缓解,经中西药治疗效果不佳,伴头昏乏力,恶寒肢冷,胃脘不适,饥饿感明显,眠差梦多,双下肢胫前浮肿,曾停经 3 个月,以后月经时来时止,量少色暗,近 1 个月月经已行 5 次,舌淡胖、苔白,脉沉细,血压 100/59 毫米汞柱,化验血常规、尿常规正常。证属气血两虚,寒凝经脉。治宜温经散寒,益气养血。方用温经汤加味。

处方:当归、桂枝各 20 克,杭白芍、白芍、牡丹皮、法半夏、阿胶(烊化兑服)、茯苓、白术、生姜各 15 克,吴茱萸、炒艾各 8 克,党参 30 克,甘草 10 克。5 剂,水煎服。

二诊:5 剂后,头痛、双下肢浮肿减轻,自觉腹痛出汗,上方去炒艾,加茜草 10 克,再服 5 剂,诸证悉解。

【诊治心法要点】患者中年女性,手术之后,气血不足,冲任虚寒,寒凝经脉,清阳不升,气血不荣,脑窍失养,故头痛头昏;因寒邪聚散无常,故头痛左右侧交替出现,时作时止,取《金匮要略》温经汤加味,方中吴茱萸、桂枝温经散寒,兼通血脉;当归、白芍祛瘀通经;党参、甘草、生姜、法半夏益气和胃,以资生化之源,其中甘草又能调和诸药,配伍茯苓健脾利水渗湿;炒艾温经止血,各药合用,温经通脉,养血祛瘀,以达调经血、止头痛之目的。(彭江云,吴洋,1999 年第 4 期《实用中医药杂志》)

何炎燊验案 1 则

验案

李某,女,80 岁。1995 年 3 月 6 日初诊。患者有高血压病 1 年多,近 2 个月来,血压持续升高,血压在 200～180/110～92 毫米汞柱,服利血平、硝苯地平等降压药不效,头痛眩晕,烦躁失眠,心悸,咽干口苦,胃纳、二便尚可。视其面色潮红,神疲,需子女扶持,舌体老敛、舌质干红、少苔,脉弦劲而细。证属肾水素亏,肝失涵养,阳亢化风。治拟育阴潜阳,平肝熄风。

处方:生地黄、玉竹、白芍、茯苓各20克,牡丹皮、泽泻各10克,山药、石决明、珍珠母各25克,刺蒺藜、山茱萸、钩藤(后下)各15克。

服1剂,觉口干稍润,余症同前。守前方再服2剂,头晕大减,稍能入睡,血压稍降(170/98毫米汞柱),效不更方,再服5剂,并停西药。药后患者能步行来医院,面红已退,头晕、头痛、心悸均消失,口干转润,寐佳,血压160/86毫米汞柱。仍以前方加减,连服2个多月,血压一直维持在160/75毫米汞柱左右,嘱其停药,常服六味地黄丸。随访2年,病情稳定,至今仍健在。

【诊疗心法要点】高血压病病机复杂,阴虚阳亢乃常见之病机。此例屡用西药降压而症不减,加用中药,疗效即显。根据病情需要,育阴不用吴氏三甲复脉汤之麦冬、阿胶、麻仁补心阴之药,而用六味地黄汤之滋肾水;潜阳不用龟板、鳖甲、牡蛎之重浊,而用石决明、珍珠母之潜肝阳,药虽不同,立法则一。笔者用此法治疗高血压病,都有较好的远期疗效。(马凤彬,1999年第7期《新中医》)

余瀛鳌验案1则

验案

刘某,男,45岁,在日本工作。自述气短,上气不足以息,心慌、心悸4年,今年因经济纠纷案件致以上症状加重近4个月,严重时1日犯5～6次,夜晚尤甚,发作时心慌、气短,甚则喘促,不能站立,眩晕,汗出,西医诊断为自主神经功能失调症。今慕名前来余师处就诊。现除上述症状以外,失眠,食欲不振,口苦,苔薄黄而少津。治以宣肺降逆,调肝益心气,兼以宁神开胃为大法。

处方:麻黄6克,杏仁、炙桑皮、紫苏子、柴胡、川楝子、延胡索、太子参、五味子、当归、谷芽、麦芽各 10 克,炙黄芪 30 克,麦冬 15 克,炒酸枣仁 20 克。嘱患者先服用 7 剂。

1 周后复诊,诸证见轻,再进 20 剂,电话随访 3 个月未发作。

【诊治心法要点】五脏皆有上气、喘咳,但肺为五脏之华盖,百脉皆朝于肺,喘即动气,以肺为主。上气、喘逆、咽中塞,如喘甚欲呕逆为肺实证,若喘逆、上气不足以息,舌面少津则为肺气虚乏。治疗时须在宣肺降气的基础上益心肺二气,余师经验采用生脉饮,既可益心气,又可养肺阴,可谓一举两得,又无久用伤津生燥之虞。(王凤兰 1999 年第 7 期《中国中医药信息杂志》)

张磊验案 2 则

验案 1

某女,34 岁。2007 年 8 月 31 日初诊。患者从事文字工作,劳累。诉 6 年来一直失眠,入睡困难,多梦,睡眠表浅,伴气短、乏力、左胁下胀痛、胃脘胀满。曾用中药治疗 1 年,症状有所减轻,但失眠始终未愈。现症见:入睡困难,多梦,睡眠表浅,记忆力下降,食后胃脘胀,时感左胁下胀硬,腰、背、膝足跟酸沉,手足凉,大便难解,2 日 1 次,经常乳胀,月经有血块,白带多、色略黄、质稠,阴痒,舌质淡红略暗、有齿痕、苔薄,脉细。证属肝血不足,血不藏魂,兼有虚热。治宜敛肝安魂。方以酸枣仁汤加味。

处方:炒酸枣仁 30 克,茯苓 10 克,茯神 10 克,川芎 3 克,知母 10 克,夜交藤 30 克,生甘草 10 克,小麦 30 克,大枣 6 个为引。7 剂,每日 1 剂,水煎服。

9 月 7 日复诊诉服上方 7 剂后,失眠愈,能入睡,做梦减少,但睡起后不解乏。嘱续服 7 剂,病愈。

【诊疗心法要点】肝主疏泄,调畅情志,主藏血藏魂,在志为怒,在窍为目。如果肝血不足,魂不归肝,或肝热煎熬阴血,则见失眠多梦,易惊恐发怒,睡眠不深,易醒,情绪急躁易怒。柯琴的《伤寒论注》:"调血者,当责之于肝也。"总以敛肝安魂为法。

验案2

某女,60岁。2007年8月17日初诊。主诉:失眠10余年。诉因丈夫早逝,操心、劳力、生气引起失眠,多方治疗效果欠佳,每天只能睡2~3小时,有时彻夜难眠。为能睡觉,每隔几天即服1次地西洋片,6~7片/次。现症见:失眠,心烦,易怒,烘热汗出,口苦,身困乏力,饮食、二便正常,舌边尖红、边有红点、苔白,脉细。辨证:悲则伤肺,操劳则伤心脾,生气则生郁火,病久则心、脾、肺、肝、肾阴血不足,心肾不交,心火上炎而失眠。治以水火既济、清热养阴、润肺强魄为法。治以清宫汤合百合地黄汤、百合知母汤、枳实芍药散加减化裁。

处方:连翘10克,莲子心3克,麦冬30克,竹叶10克,玄参15克,炒枳实15克,生白芍30克,怀牛膝10克,黄连6克,夜交藤30克,生甘草10克,百合30克,知母10克,生地黄15克。每日1剂,水煎服。

二诊(9月17日):服上方20剂,失眠有所好转,地西洋片减为4片/次,近几日未耳鸣。症见:不易入睡,每晚能睡3~4小时,多梦易醒,心烦,心跳乏力,出虚汗,睡起口苦、口干,饮食、二便调,舌边尖红、苔白,脉细。治以天地交泰、养血安神、活血解郁为法。方以血府逐瘀汤加味。

处方:当归10克,生地黄15克,桃仁12克,红花10克,赤芍15克,炒枳壳6克,柴胡6克,川芎6克,桔梗6克,怀牛膝10克,生龙骨30克,生牡蛎30克,浮小麦30克,生甘草6克,夏枯草15克,栀子10克。续服20剂。

三诊:心烦好转,失眠减轻。二诊方去栀子继服10剂。

四诊:失眠明显好转,地西洋片减为2片/次或1片/次即能入睡,每晚能睡6~7小时,做梦减少,心烦减轻,已无虚汗、心跳乏力症状。守三诊方继服10剂,病愈。

【诊疗心法要点】吴鞠通的《温病条辨》中的清宫汤由玄参、莲子心、竹叶卷心、连翘心、犀角尖、连心麦冬组成。此方系治温邪逆

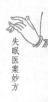

传厥阴心包而致的神昏谵语证。"火能令人昏，水能令人清，神昏谵语，水不足则火有余，又有秽浊也。"张老认为，这也正是水火不能既济、心肾不交失眠的病机。此方含水火既济之义，构思精到，药味精炼，君臣佐使有序，能清心开窍，交通心神水火，辟秽祛浊，借用治疗失眠有很好疗效。（续海卿，李彦杰，2008 年第 12 期《中国中医药信息杂志》）

张震验案 1 则

验案

张某，女，49 岁。2011 年 1 月 25 日初诊。主诉：头昏烘热加重 1 周。病史：月经后期 10 余天，经量少，经来淋漓不尽，缠绵 10 多天，这种情况已有 4 年之久，常感烘热阵发、手足心热、心烦易怒、失眠多梦、心胸闷胀不适。近 1 周来，烘热汗出更甚，头昏头晕乏力明显加重，伴失眠多梦、耳鸣腰酸、皮肤瘙痒、口咽干燥、便秘尿黄。曾多次到医院诊治，用过强力脑清素片、谷维素片等数十种药物，效果不好，仍痛苦难受，经同事推荐，今来求治。患者一般情况可，平素多虑善忧，易生气，身体基本健康，未患过严重的急慢性疾病。望闻切诊：患者神志清楚，反应灵敏，语言流畅，对答准确，检查合作，动作协调灵活，面容忧愁，面色萎黄，瘦高体形，头颅无畸形包块，呼吸均匀自如，气管居中，胸腹部外形如常，未见包块肿物，腹肌柔软无反跳痛，肝脾未触及，胆囊区无压痛，腰膝关节无畸形，活动自如，皮肤黏膜无黄染瘀斑，舌质淡红、苔薄白，脉细弦。辨证分析：患者平素多忧愁，易生气，肝之疏泄功能失调，条达失和而成肝郁；烘热汗出，手足心热，知其阴虚火旺，虚火外越；头昏、头晕、耳鸣乃肾精不足，不能濡养空窍；失眠多梦，心烦易怒，为精血亏少，心肝失养。肾阴虚，虚火内扰则腰酸，口咽干燥，便秘尿黄；阴虚血燥生风，故皮肤瘙痒；舌淡红、苔薄白，脉细弦，是肾阴不足、肝气郁滞之象。所以本案病例证属肾阴虚，肝气郁滞。西医诊断：更年期综合征。中医诊断：

绝经前后诸证。证属肝郁气滞,阴虚内热。治则:调理气机、虚则补之。治法:疏肝解郁,育阴潜阳,补肾养心。

处方:当归 15 克,白芍 12 克,柴胡 10 克,川芎 10 克,枳实 15 克,竹茹 1 团,丹参 15 克,天花粉 15 克,夏枯草 10 克,钩藤 15 克,百合 30 克,莲子 30 克,夜交藤 15 克,酸枣仁 30 克,法半夏 10 克,栀子 6 克,麦冬 15 克,紫苏梗 6 克,山药 15 克,砂仁 10 克,木香 6 克,枣皮 10 克,枸杞子 10 克,生甘草 6 克。3 剂,水煎服。

二诊(1 月 31 日):服上方 3 剂后,烘热多汗有所缓解,头昏失眠、心烦易怒稍稍减轻,舌淡红、苔薄白,脉细弦。治疗情况反映药证基本相合,守上方 3 剂。

三诊(2 月 5 日):服上方后,烘热多汗,头昏头晕症状明显改善,患者心情愉悦,睡眠安好,饮食、二便正常。口咽干燥、皮肤瘙痒也明显好转,舌淡红、苔薄白,脉缓和。

【诊治心法要点】中医学认为"七七任脉虚,太冲脉衰少,天癸绝,地道不通。"肾气已亏,精血不足,阴阳平衡失调,阴虚阳亢,脏腑气机失调,肝、肾、心功能失调,故出现绝经前后诸证,具体表现复杂多变,临床所见多属木失条达、阴虚阳亢之证,治宜疏肝滋肾并重,方可获得效果。(吴敏,1992 年第 2 期《云南中医杂志》)

张大宁验案 1 则

验案

刘某,男,18 岁。2010 年 8 月 11 日初诊。主诉:体检发现镜下血尿 1 年。现病史:患者 1 年前于当地医院体检,查尿常规:尿隐血(+++),尿蛋白(++)。服中药治疗(具体药物不详),病情好转。后因感冒病情时轻时重。现症:腰酸,乏力,纳差,寐差,尿中有泡沫,夜尿 1~2 次,大便 1~2 次/天。舌质暗红、苔薄白,脉沉细涩。血压:135/85 毫米汞柱,双下肢浮肿(±)。查尿常规:尿隐血(+++),尿蛋白(++)。尿相差镜检:红细胞 34 000 个/毫升,肾性红细

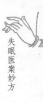

胞100%。西医诊断:慢性肾炎。中医诊断:尿血。证属:脾肾两虚、肾虚血瘀。治则:补肾健脾,化瘀止血。

处方:生黄芪90克,土茯苓30克,荠菜花30克,五味子30克,阿胶珠30克,仙鹤草60克,茜草60克,女贞子30克,墨旱莲30克,冬瓜皮60克,白术30克,补骨脂30克,陈皮30克,牛膝30克。水煎服,1剂/3天,2次/天,每次300毫升,饭后温服。

二诊:守方治疗10余剂,患者腰酸乏力减轻,纳寐可,夜尿1次,大便1次/天。血压:125/80毫米汞柱,双下肢浮肿(-)。复查尿常规:尿隐血(+),尿蛋白(+)。尿相差镜检:红细胞15 600个/毫升,肾性红细胞100%。辨证仍为脾肾亏虚兼血瘀之证,继拟补益脾肾,固涩之法。上方去冬瓜皮,加杜仲炭30克、蒲黄炭30克,水煎服,1剂/3天,2次/天,每次300毫升,饭后温服。

三诊(12月15日):患者劳累后乏力、腰酸加重,尿中泡沫多,舌暗红、苔白,脉沉细涩。血压:140/80毫米汞柱,双下肢浮肿(-)。复查尿常规:尿隐血(+++),尿蛋白(++)。尿相差镜检:红细胞55 600个/毫升,肾性红细胞100%。患者因于劳累,脾肾亦虚,精微不固而下泄,则症状加重,故当加重补益脾肾之力,兼以升提固涩。

处方:黄芪120克,五味子30克,女贞子30克,墨旱莲30克,覆盆子30克,芡实60克,沙苑子30克,金樱子30克,煅牡蛎30克,益智仁30克,山药30克,仙茅30克,淫羊藿30克,党参30克,升麻15克。1剂/3天,2次/天,每次300毫升,饭后温服。

服用2个月,乏力及腰酸症状明显改善,尿中泡沫消失。复查尿常规:尿隐血(±),尿蛋白(-)。尿相差镜检:红细胞6 400个/毫升。以上方加减治疗6月余,病情稳定。多次复查尿常规:尿隐血(-),尿蛋白(- ~ ±)。尿相差镜检:红细胞4 000~5 600个/毫升,患者精神佳,无明显乏力腰酸之症,胜任日常劳作。

【诊疗心法要点】张大宁教授认为,肾性蛋白尿、血尿的发生源于脾肾亏虚。脾肾亏虚,气化无权,运化不利,封藏固摄失职,血不循经,精微下泄而出现蛋白尿、血尿。本病病位在肾,与脾密切相关。临床实践中应四诊合参,辨证论治。基本证型为肾虚血瘀证,治法以补肾扶正、化瘀止血为主。本案中患者病情迁延,复感外邪,出现腰酸、乏力、纳差、寐差、尿中有泡沫等症状。结合舌脉,诊断为尿血,属脾肾两虚、肾虚血瘀之证。治以补肾健脾、化瘀止血之法。张教授之所以考虑用升麻的升举之性治疗肾性蛋白尿、血尿,因肾性蛋白尿、血尿属"精气下泄",精微物质的丢失当属"伤阴",而古代医家张洁古、李东垣、缪仲醇等认为柴胡具有"升阳劫阴"之说,升麻性能升散,归脾经,可行瘀血,升阳于至阴之下,下陷可举,内伏可托,从而减少精气下泄。因此,临床用升麻治疗肾性血尿、蛋白尿有显著疗效。(尚红艳,徐英,薛丹枫,2013 年第 11 期《吉林中医药》)

张发荣验案 2 则

验案 1

袁某,女,55 岁。失眠多年。患者于多年前产后大出血出现失眠,平素不易入睡。平时易腹胀,食水果及汤水则腹泻,常有情绪不畅。既往有乳腺增生病史。舌淡红、苔腻微黄,脉细弦。辨证:心胆气虚。治法:理气化痰,养血安神。

处方:法半夏 15 克,陈皮 15 克,竹茹 15 克,枳实 10 克,茯苓 20 克,甘草 6 克,酸枣仁 30 克,川芎 15 克,知母 15 克,合欢皮 30 克,龙骨 30 克,牡蛎 30 克,远志 10 克,栀子 15 克,夜交藤 30 克,淫羊藿 20 克,仙茅 10 克。

服 7 剂后睡眠明显好转,腹泻减轻。于上方去栀子、远志,加补骨脂 10 克、黄芪 30 克、柴胡 15 克,继服 7 剂,症状基本缓解。

【诊疗心法要点】患者产后出血,营血亏虚,虚热内生,扰乱心神,则可见失眠。肝血同源,肝血不足,则魂不守舍。精血同源,肾精亏虚,肾气化生乏源,相火不足,胆气虚寒,则虚烦不得眠。患者年过半百,肾气自半,加之久病伤肾,肾气亏虚,肾阳不足暖脾,难以腐熟水谷,故可见腹泻。予温胆汤理气化痰,使胆气条达,则气顺痰

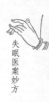

消。加酸枣仁汤养血安神,清热除烦。加龙骨、牡蛎、远志镇惊安神;加合欢皮、夜交藤宁心安神、交通心肾,加栀子清虚热除烦,加淫羊藿、仙茅温肾暖脾。对于更年期女性之心烦失眠,上用合欢皮、夜交藤宁心安神,下用淫羊藿、仙茅温肾升清,使心肾得以相交,治疗心烦失眠多有良效。

验案2

刘某,男,57岁。1995年3月10日初诊。患者有糖尿病史5年。1年前,因与人发生纠纷后出现失眠,情绪不稳定,无故发脾气。半年前出现左上肢活动不便,持物不能,遂到某医院做头颅CT检查,诊断为多发性脑梗死。住院治疗2个月,肢体活动恢复正常。目前出现哭笑无常,健忘,有时连一般亲属都难乎其姓名,时而彻夜难眠,伴性欲增强,便干口臭,烦躁易怒,舌质暗红、苔黄燥,脉沉实有力。证属郁火内结,邪扰神明。治宜泻火解毒,清心安神。拟张氏经验方。

处方:黄连10克,黄柏10克,栀子10克,知母10克,川芎10克,茯苓10克,酸枣仁15克,柴胡15克,石菖蒲15克,生大黄10克(后下),赤芍20克,郁金15克。水煎服。

服药2剂,泻下燥屎黄块若干,泻后精神略感倦怠,当夜睡眠约6小时,次日烦躁、口臭诸证好转。上方去生大黄,加丹参30克,连服10剂,记忆力恢复正常,哭笑无常未作。烦躁消失,后以知柏地黄丸等调治2个月,诸证消失,生活如常,随访2年无复发。

【诊疗心法要点】本方以黄连解毒汤为主,泻心肝之火,配柴胡、酸枣仁、石菖蒲、郁金解久郁而安神;川芎、茯苓活血养心且制黄连、黄柏之苦寒。诸药合用,共奏泻火解郁、清心安神之功。(王明选,钟家芳,董萍,2008年第2期《新中医》)

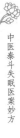

陆德铭验案 1 则

验案

顾某,男,88 岁。2009 年 2 月 2 日初诊。某医院出院诊断为肺癌术后复发可能、右肺炎症。患者食欲不振,胃脘作胀、隐痛,周身骨节酸痛,夜寐不易入睡,脉弦细,苔薄黄腻。治以温补脾肾为主。

处方:党参 12 克,白术 9 克,茯苓 12 克,炙甘草 9 克,淮小麦 30 克,炒酸枣仁 30 克,五味子 10 克,延胡索 30 克,夜交藤 30 克,八月札 15 克,莱菔子 15 克,枳实 12 克,丹参 30 克,合欢皮 12 克,补骨脂 30 克,刺猬皮 9 克,葛根 15 克,川芎 10 克。水煎服,每日 1 剂。

二诊:服药 2 周后,诉夜已能入睡,胸闷气短,胃脘仍有作胀,大便干结,3 日 1 行,脉缓,苔薄。原方去炒酸枣仁、夜交藤、五味子,加全栝楼 30 克、薤白头 12 克、生何首乌 30 克、郁李仁 15 克。期间患者坚持每周就诊,中药调治半年后复查:胸部 CT 平扫示双肺陈旧性肺结核,右下肺仍见肿块影,较半年前肿块缩小,双侧胸膜轻度增厚。患者目前精神、食欲均可,头晕,肌肉疼痛,夜尿 7~8 次,脉细,苔薄。

处方:党参 30 克,白术 9 克,茯苓 12 克,南沙参 15 克,枸杞子 15 克,山海螺 30 克,制天南星 30 克,夏枯草 30 克,淫羊藿 15 克,白花蛇舌草 30 克,莪术 30 克,怀牛膝 30 克,半枝莲 30 克,女贞子 30 克,益智仁 12 克,桃仁 15 克。

中药调治 3 个月后胸部 CT 平扫示右下肺占位,考虑周围型肺癌,与前片比较无明显变化。续服中药调治,至 2010 年 7 月胸部 CT 平扫右下肺占位较前缩小 1 厘米。患者夜寐安好,精神、食欲均可。续中药调理随访至今,症情稳定。

【诊疗心法要点】在本案例中,患者始终无明显的咳嗽咯痰,偶有胸闷气短症状,但陆师认为本病的发生与脾肺肾的功能失调密切相关。脾为肺之母,脾虚则上不能输精以养肺而致肺虚。《素问·

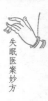

六节脏象论》亦云"肺者,气之本",如肺气虚,则卫气不足,呼吸道防御机能和免疫调节能力下降,则易受邪侵,致使肺气郁遏、宣降失常而胸闷气短。肾为先天之本,清代陈士铎《石室秘录》指出:"命门,先天之火也……肺得命门而治节……无不借助命门之火而温养之。"依据中医理论,肺功能的正常运转又依赖于命门真阳的温养。因此在治疗中用党参、白术、茯苓、枸杞子、淫羊藿、女贞子、益智仁温补脾肾;山海螺、制天南星、夏枯草化痰散结;莪术、怀牛膝、桃仁活血化瘀;白花蛇舌草、半枝莲清热解毒。(蔡惠莲,周春,2012 年第 10 期《上海中医药杂志》)

陈卫川验案 4 则

验案 1

某女,56 岁,回族。主因头晕 2 天,患高血压 5 年。于 2012 年 6 月 10 日初诊。患者既往身体健康,平时经常头昏,心烦,睡眠差,经服降压药、中药均见效不佳。近 2 天因劳累头晕发作,遂于今日来我院就诊。刻下症见:头晕头胀,目干,面红,烦躁易怒,夜寐不宁,腰膝酸软,耳鸣,舌红少苔,脉弦细。血压 170/100 毫米汞柱。西医诊断:高血压。中医诊断:眩晕。证属肝阳上亢。治拟滋阴降火为主。

处方:沙参 15 克,麦冬 12 克,五味子 8 克,白芍 15 克,菊花 12 克,酸枣仁 15 克,合欢皮 12 克,夜交藤 20 克,怀牛膝 12 克,山药 12 克,当归 12 克,决明子 12 克,肉桂 3 克,焦山楂 12 克,焦麦芽 12 克,焦神曲 12 克。

4 剂后,患者头晕、头胀大减,目干减轻,继服原方 6 剂,患者自述头目清亮,诸证均已消除,血压 130/80 毫米汞柱,病已痊愈。

【诊疗心法要点】本案患者为一回族妇女,因平素喜食牛羊肉、油炸食品、八宝茶等燥热之品,易耗伤津液,致肝肾阴虚,肝阳独亢,从面色、体征看属阴虚体质,用药避免辛燥之品。回族妇女体质偏阴虚者多,多选用酸甘化阴之品,加入肉桂少量以引热下行,体现了重体质、因人制宜的辨证思想,故药到病除。嘱其平时饮食清淡,多食莲子、百合等。

验案2

某女,30岁,回族。于2012年8月15日初诊。患者2年来常夜不能眠,近日更加严重,每夜只睡3小时,伴心悸、头晕。曾服地西洋片、中药等,未见显效,于今日来我院就诊。刻下症:夜不能寐或寐则易惊醒,面色萎黄,神疲乏力,健忘,烦躁,心悸,舌质红、苔薄黄,脉细数。诊断:不寐,心阴不足。治拟补益心阴。

处方:太子参15克,麦冬12克,五味子8克,酸枣仁15克,柏子仁12克,合欢皮12克,白芍15克,菖蒲12克,沙参12克,大枣3枚,琥珀3克,莲子12克,焦山楂12克,焦麦芽12克,焦神曲12克,甘草10克。

服药3剂,睡眠渐佳,夜梦减少,继服原方4剂,症状消失,疾病痊愈。

【诊治心法要点】陈老认为疾病的发生发展是生命与身心性智等相应内外环境变化,改变内部禀性、气质、体液机能的应变的一种综合态势,回族医学称为"禀性衰败",本案患者为回族女性,平素喜食牛羊肉、油炸食品,易伤及津液。又回族家庭对妇女管教严、要求结婚早,过早担负起家庭重担,社会活动少,易致心性郁滞,心血暗耗,故回族妇女阴虚体质兼气郁质者多,故上方在酸甘养阴的基础上加入行气之菖蒲、焦山楂、焦麦芽、焦神曲等,疗效显著。

验案3

某男,52岁,回族。2012年9月20日初诊。主诉:胸闷、胸痛6个月,加重4天。西医诊断:冠心病。中医诊断:胸痹,胸阳痹阻型。症见:胸闷气短,胸骨后疼痛,心悸,神疲,肢体恶寒,夜寐不宁,大便干,舌质暗、苔白腻,脉沉细。治拟化痰开窍,行气止痛。

处方:栝楼15克,薤白10克,桂枝10克,丹参18克,川芎12

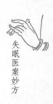

克,檀香 10 克,苏合香 12 克,陈皮 12 克,法半夏 10 克,延胡索 10 克,枳实 15 克,菖蒲 10 克,紫苏木 10 克,三七粉 6 克,炙甘草 10 克。

服 3 剂,胸痛、肢体冷大减,神疲,气短,上方加黄芪 20 克,继服 12 剂,症状消失,精力充沛,病告痊愈。

【诊治心法要点】陈老认为本病的发生主由患者禀性衰败、四性失调、有冷有湿所致。患者禀性衰败,加之喜食牛羊肉及煎炸辛热之品,导致脾胃运化水谷功能失司,水湿内停,久则蕴湿生痰,痰湿滞络,瘀血内停,心阳被遏,气机不畅致病。用药宜芳香温通、辛散甘润之品。

验案 4

某女,56 岁。2001 年 8 月 13 日初诊。1 年前患者偶遇惊吓,出现心慌气短,时有胸闷,即到某医院诊治。心电图示:频发房性早搏。服胺碘酮 0.2 克,每日 2 次,症状时轻时重。来诊时患者眠差易惊,面色不华,气短、乏力、神疲,心悸频作,稍动尤甚,胸闷,纳差脘闷,舌质淡、苔白厚,脉沉细无力。心电图示:频发房性早搏,心肌缺血。中医诊断心悸(气阴两虚兼痰湿中阻)。治宜养心温肾,健脾祛湿。

处方:党参 15 克,生黄芪 20 克,云茯苓 20 克,麦冬 15 克,五味子 10 克,淫羊藿 15 克,肉桂 6 克,苍术 15 克,白术 15 克,藿香 12 克,枳实 12 克,制半夏 10 克,白豆蔻 12 克,陈皮 15 克,龙眼肉 15 克,炙甘草 10 克,姜枣引。7 剂,每日 1 剂,水煎服。

二诊(8 月 21 日):自述服药 3 剂后纳食增加,脘闷减轻,现心悸明显减轻,但活动仍有心悸发作,眠差易惊,舌淡、苔白厚,脉沉细。原方加琥珀粉 1 克冲服,续服 7 剂。

三诊(8 月 28 日):心悸偶发,睡眠改善,纳可、便调,余无不适,舌淡、苔白,脉沉细,即做心电图示:心肌缺血(较前图比较有改善),未见早搏。即以原方出入调理,心悸未再发。

【诊疗心法要点】内外感伤皆可生痰,有因热、因气、因风、因寒、因湿、因暑、因惊、因多食及冷物而成,故俗云:百病皆由痰作祟。痰的产生,原因很多。但终不离肺脾肾三脏功能失调而致,肺主治节通调水道。肺气受伤或肃降失常,津液聚而生痰,故前人称"肺为贮痰之器",脾主运化,津液生于脾,若水谷不化,聚湿生痰,故痰生于脾土,清代医家称"脾为生痰之源",肾主水,肾阳不足则水泛而为痰。脾阳、肺气源于肾阳,肾阳不足可引起脾肺功能失调,从而产生痰湿。故张景岳曰:"盖痰即水也,其本在肾,其标在脾,在肾者,以水不归源,水泛为痰也。在脾者,以饮食不化,土不制水也。"也就是说痰之本,无不在于肾,痰之化,也无不在脾。由此可知,肺家之痰,脾家之痰,有虚有实,肾家之痰,则无非虚。痰由停湿而生,湿由脾弱而起,脾喜燥恶湿,主运化水湿。所以治痰应治脾,治脾即祛湿。正如前人所云:"治痰不治脾非其治也。"陈老总结前人经验,治杂病从痰入手,祛湿为先,每每奏效。(冶尕西,陈卫川,2013 年第 12 期《时珍国医国药》)

陈彤云验案 3 则

验案 1

某男,21 岁。2010 年 1 月 13 日初诊。面部反复起疹 5 年余,加重 2 月。患者 5 年前面部起疹,时轻时重,近 2 个月加重,遂来就诊。现症见:面部出油多,额部、下颌部可见丘疹、结节、囊肿,纳食可,夜寐差,小便调,大便不爽,2 日 1 行。舌质红、苔白厚腻,脉弦滑。常食辛辣及甜食,其父有同类病史。皮科情况:颜面脂溢明显,双颊部毛孔粗大;额部、下颌部粟粒大小红色炎性丘疹,下颌部可见较多的结节、囊肿及暗红色色素沉着斑。辨证:湿热感毒,痰瘀互结。立法:清热解毒,活血软坚。

处方:茵陈 20 克,连翘 30 克,丹参 30 克,野菊花 15 克,黄连 10 克,黄柏 10 克,当归 10 克,川芎 6 克,虎杖 20 克,北豆根 6 克,百部 10 克,大黄 3 克,泽兰 10 克,夏枯草 30 克,浙贝母 10 克。14 剂,水煎服,每日 1 剂。复方化毒膏外用丘疹结节处。

二诊(1月20日)：药后新生丘疹不多,无新发囊肿及结节,双颊部炎性丘疹部分消退,下颌部可见结节、囊肿及暗红色色素沉着斑。纳可,大便2日1行,偏干。舌边尖红、苔白腻,脉滑。于前方加穿山甲6克、僵蚕10克。14剂,水煎服,每日1剂。

三诊(2月3日)：病情缓解,药后新发皮疹少,面部油脂减少;颊部丘疹、结节部分消退,部分较前为平,鼻部结节略多。纳食可,大便调。舌边尖红、苔黄腻,脉滑。继服前方14剂。

3周后病情平稳,症状进一步改善,皮疹无新生,原面部丘疹、结节基本消退,双颊部囊肿大部分吸收。纳可,大便调,1日1行。舌质淡红、苔白,脉弦。前方加生牡蛎30克、土茯苓20克。14剂,水煎服,每日1剂。

【诊疗心法要点】患者患病时间较长,面部虽可见炎性丘疹,但结节、囊肿较多,陈教授认为此是"痰瘀互结"所致,病位在肺、脾、胃,是由于病程日久,肺胃积湿热久蕴不解,炼湿成痰,阻滞经络,气血瘀滞,痰与血结,结聚不散,而致面部结节、囊肿;热毒、瘀血、气滞是本病的病理基础,单纯的清热解毒不能解决瘀血、气滞的问题,故陈教授治疗时在应用清热解毒的同时配合了活血软坚法;在方中配伍了浙贝母、夏枯草、生牡蛎、僵蚕、穿山甲、当归、川芎消痰软坚,活血化瘀以消结节。夏枯草辛、苦、寒;味辛能散结,苦寒能泻热,为治疗痰火凝聚瘰疬结节的要药;穿山甲咸,微寒,善于走窜,性专行散,既能活血祛瘀,又能消癥通经;浙贝母苦寒清热解毒,还可化痰散结,治痰火瘰疬。以上几味药陈老常用来治疗痤疮结节。

验案2

某女,65岁。2010年10月26日初诊。主诉:双手背部及双前臂粗糙2年余,痒甚。现病史:患者2年前双手及手背皮肤瘙痒,晚间痒甚,眠欠安,皮肤逐渐变厚变粗。胃不胀,饮食、二便正常,精神可。曾多次治疗不效,遂来我院治疗。检查:双手背部及双前臂碗口及铜钱大小皮损,肥厚角化,皮纹变深,颜色较正常皮肤暗沉,表面少有鳞屑,伴抓痕、血痂。舌暗红、苔薄白,脉弦数。诊断:神经性皮炎。辨证:血虚风燥。治宜平肝安神,养血润肤。

处方:龙骨30克,石决明30克,珍珠母30克,炒酸枣仁30克,夜交藤30克,白芍15克,熟地黄10克,地骨皮10克,山药10克,地肤子15克,刺蒺藜15克,龙胆草6克。

服上方7剂,患者自觉瘙痒减轻,眠安,皮损变薄,稍红,舌边尖红、苔白,前方加生地黄10克、栀子6克。服7剂药后,前来复诊,患者舌质略红、苔白腻有齿痕,前方加茯苓15克、白术15克。服7剂药后,前来复诊,患者舌质红、苔白厚,将龙胆草加至10克,山药加至15克,夜交藤减至20克。服7剂药后,患者诉本周时有腹胀,舌淡红、苔稍厚,加厚朴10克、陈皮6克,减去栀子、白术,7剂。复诊时患者自诉明显好转,斑块稍有增厚,留有色素沉着,大便每日1次,时溏,舌红有裂纹、少苔,上方加丹参20克、夏枯草15克。上方加减服用14剂后基本治愈,皮肤光滑无增厚,稍有色素沉着,不痒,患者无其他不适,继服润肤丸2盒,外用苓柏软膏及硅霜以巩固疗效。

验案3

刘某,男,56岁。2001年10月17日初诊。病史:3年前饮酒后颈部瘙痒,逐渐加重,后波及腰部、骶尾部,多方治疗无效。查体:颈部、腰围部、骶尾部皮损成片,粗糙肥厚呈苔藓样变,边界不清,伴有抓痕及血痂,瘙痒剧烈,夜间尤甚,心烦易怒,失眠多梦,舌质红,脉弦。陈老辨为肝热血燥。治以清肝泻热,兼以养血安神法。

处方:龙胆草、生栀子、牡丹皮、赤芍各10克,夏枯草、生地黄各20克,丹参、刺蒺藜、白鲜皮、生龙齿、酸枣仁、鸡血藤各30克。

服药7剂后,皮损不痒,夜寐安。复诊仍守法加减,21天后疹愈。治疗期间患者未用任何外用药。

【诊疗心法要点】陈老常讲:"辨证论治和整体观念是中医学的精髓。《黄帝内经》云:'有诸内必形诸外',故不要把皮肤病看成是简单的皮肤损害,外在的皮损往往是由'内因'造成的,是脏腑气血阴阳失调的外在表现。"陈老在治疗皮肤病时强调辨证论治,注重外

病内治,常通过内服药调整脏腑气血而获效。(王淑惠,2003 年第 1 期《四川中医》)

金洪元验案 1 则

验案

欧阳某,女,45 岁。2011 年 2 月 6 日初诊。自诉:梦多,烦躁焦虑,时有潮热汗出,五心烦热,腰酸困,易疲劳,纳食欠佳,四肢拘胀,双下肢轻度浮肿,近日失眠,入睡困难,容易醒,头晕加重,腰部酸胀,二便正常。舌质暗、边有齿痕、边尖红、苔薄黄,脉细数,曾多方求治,疗效不明显。西医诊断:围绝经期综合征。金师认为属中医脏躁。辨证:肾阴亏虚,阴阳失调。治则:滋肾阴兼调五脏。

处方:生地黄、女贞子、墨旱莲、山茱萸、牡丹皮、珍珠母(先煎)、炒酸枣仁、柏子仁各 15 克,煅龙骨(先煎)、煅牡蛎(先煎)各 30 克,柴胡 8 克,知母 9 克,地骨皮、泽泻、五味子、浮小麦、夜交藤各 12 克。7 剂,水煎服。

患者以上方为主方调治近 1 个半月之后,自觉已不烘热汗出,睡眠好转,头晕心慌也只是在剧烈运动后偶尔出现。

二诊:见双目干涩,夜寐改善不明显,情绪仍急躁。

处方:女贞子、墨旱莲、山茱萸各 15 克,地骨皮 9 克,牡丹皮、枸杞子、夏枯草、炒白术各 12 克,山药、泽泻、菊花、当归、白芍各 10 克,柴胡 8 克,炙甘草 6 克。7 剂,水煎服。

如此以本方加减治疗 2 月余,自觉身体状态较前明显好转,眼睛干涩已愈,耳鸣好转,睡眠尚可,焦虑得除,疾病得愈。

【诊疗心法要点】在治疗上,金师"谨守病机",根据肾阴虚所影响的不同脏腑和出现的不同症状,不拘泥成方定法,灵活辨证选药治疗,往往收效甚佳。其临床常用方药基本以二至丸加地骨皮、牡丹皮、山茱萸、五味子为主方加味,方中女贞子状如肾形、色青而黑,填肾之精、补肝之体,墨旱莲甘寒养阴清热,汁黑入肾益精,此方历

111

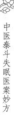

来为医家滋肾阴、清虚火所习用;地骨皮、牡丹皮既能滋阴,又能泻火而无伤正之虞,正合肾阴虚火旺的病机,其中地骨皮又能清肺降火生津而有金水相生之意,牡丹皮活血疏肝清热而助肝肾精血互化;山茱萸补肾益肝,敛阴固阳。另外,金师认为本病的发生还与精神因素密切相关,所以,在用药治疗的同时还应注重心理疏导,消除患者顾虑,树立治病信心,心情舒畅自然药到病除。(马丽,刘新,李凯利,2014 年第 1 期《新疆中医药》)

周信有验案 2 则

验案 1

韩某,女,62 岁。1988 年 8 月 22 日初诊。患者自诉 1986 年初,心前区经常"发闷""憋气""喜长叹"。某医院做心电图检查,诊为"冠心病",近日尚伴阵发性心前区疼痛,有时向左腋下放射,出汗,不能活动,发作时间可持续数分钟。服用硝酸甘油自可获暂时缓解,但不能根治。近日来发作较为频繁,失眠,心悸,疲乏无力,血压时有偏高。患者形体较胖,颜面略白,语言低微,手心微汗;苔薄白、舌质淡略暗,脉细弦略滑。脉症合参,证属阳气内虚、寒凝气滞、痰浊内生、血脉瘀阻之胸痹。治宜宣阳通痹,理气活血。自拟"心痹1 号"加减。

处方:栝楼 9 克,半夏 9 克,赤芍 15 克,白芍 9 克,丹参 20 克,红花 9 克,郁金 15 克,降香 6 克,桂枝 6 克,生山楂 20 克,泽泻 9 克,黄芪 20 克,淫羊藿 15 克,三七粉 3 克(冲服),延胡索 20 克。10 剂,水煎服。

二诊(9 月 2 日):服药后,自感胸闷。憋气明显减轻,心前区疼痛的程度和发作次数均减少。但活动后仍有气短、心悸感觉,自汗,大便干,舌脉如前。原方去泽泻,加郁李仁 20 克、酒大黄 6 克。继服 1 周。

　　三诊(9 月 9 日):自诉胸闷、憋气已消除,劳累后心前区时有疼

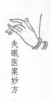

痛,但一过即逝,大便已通畅。上方去酒大黄,继服。半年后随访,除劳累后稍感气短外,诸证皆除,心前区疼痛未再发作。为巩固疗效,患者仍间断服用原方。

【诊疗心法要点】"冠心病"属中医"胸痹"范畴。周教授认为本病多为本虚标实。该患者表现心悸,气短,心前区疼痛,动则加重,并伴神疲乏力、易汗、脉沉细等,皆为气阳俱虚之证,气虚不运则血脉瘀滞;心脉痹阻,心阳不振,脾阳不运则寒凝血瘀,痰浊内生。可见痰浊与瘀血皆为在本虚基础上产生的标实。痰浊和瘀血闭塞心脉,不通则痛,从而产生心前区闷痛不适,故治疗时当以标本兼顾,通补兼施。方中重用活血化瘀、通络止痛之赤芍、丹参、白芍、红花、郁金、延胡索、三七粉等,以冀达到扩张血管、改善微循环、增加冠状动脉血流量、改善心肌供血状态之目的。本病例所用活血药物量大力专,可见周教授对冠心病的治疗非常重视活血化瘀药物的作用。栝楼与半夏同用,目的是通调肺气,祛痰化浊,以希进一步改善肺循环,提高心肺功能。这也是周教授治疗冠心病重视心肺、气血并重治疗原则的具体体现。根据"本虚标实""气虚血瘀"的病理,方中以益气健脾补肾之黄芪、淫羊藿,通阳温经之桂枝达扶正培本、散寒止痛之目的。上方诸药配伍合理,针对性强,所以能切中病情,取得良好效果。

验案2

唐某,女,59岁,居民。2010年5月13日就诊,患者有高血压病史7年,平时睡眠差,性情急躁易怒,手脚心热,1周前因生气后出现明显失眠,头痛眩晕,耳鸣,今来我处就诊,见舌质暗红少苔,脉弦细,血压180/105毫米汞柱。周老辨证为肝肾阴虚,阴虚阳亢。治宜育阴潜阳,清泻肝胆,养血通络,明目定眩。

处方:何首乌20克,桑椹20克,女贞子20克,玄参20克,桑叶9克,菊花20克,茺蔚子20克,车前子9克(包),决明子20克,广地龙20克,钩藤20克,生龙骨30克,生牡蛎30克,石决明30克,丹参20克,香附15克。水煎服。

二诊:连服 5 剂,诸证悉减。上方加枸杞子 15 克、怀牛膝 9 克,继服药 15 剂,症除病愈,血压稳定在 125/80 毫米汞柱左右,嘱其继续服药以巩固疗效。

【诊治心法要点】该患者年近六旬,肝肾精血已亏,虚阳易于浮越,而出现眩晕耳鸣诸证。《灵枢·海论》提出"肾精不足,脑髓空虚,发为眩晕"的观点,即髓海不足,则脑转耳鸣,胫酸眩晕,目无所见,懈怠安卧,故治疗时应抓住肝肾亏虚这一病理关键,在补益肝肾、育阴潜阳的基础上,再给以清泻肝胆、养血通络、明目定眩之品综合治疗,往往疗效满意。(何永强,殷世鹏,2012 年第 11 期《光明中医》)

附:周信有良方

心痹一号:栝楼 9 克,丹参 15 克,黄芪 30 克,延胡索 20 克,生山楂 20 克,地龙 15 克,桂枝 6 克,降香 6 克,淫羊藿 20 克,川芎 15 克,郁金 15 克,赤芍 15 克,三七粉 5 克(早晚分冲),水蛭粉 5 克(早晚分冲)。

本方组成体现治疗冠心病通补兼施、标本兼顾的综合性治疗原则(即体现综合运用、整体调节的特点)。方中黄芪益气运血生肌,恢复心肌细胞活力;淫羊藿补肾助阳,上煦心阳,以统血脉,疏通瘀阻;赤芍、丹参、延胡索、郁金、川芎、生山楂、地龙、三七粉、水蛭粉活血祛瘀,通脉止痛;栝楼豁痰散结,宽胸理气;桂枝、降香通阳宣痹以止顽痛。本方适用于正气亏虚、痰瘀交结(即气虚血瘀、痰浊阻滞型)的患者,是治疗冠心病的基本方。

孟景春验案 3 则

验案 1

李某,女,56 岁。因家庭琐事,情志抑郁,易激动,久之睡眠不宁,常有口干口苦,喜食凉饮,小便偏黄,大便尚可,舌质红、苔黄腻,

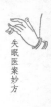

脉弦。辨证:肝郁化火,痰热内扰,肝不藏魂。治以疏肝、清热、化痰、安神为法。方拟柴胡加龙骨牡蛎汤加减。

处方:柴胡 10 克,黄芩 10 克,半夏 6 克,党参 10 克,甘草 6 克,生姜 6 克,大枣 6 克,龙骨 15 克,牡蛎 15 克,石菖蒲 10 克,酸枣仁 30 克,茯神 10 克,夜交藤 30 克。

二诊:7 剂后,失眠明显好转。加小麦 15 克、远志 10 克,再服 7 剂,诸证好转。

【诊治心法要点】《普济本事方》曰:"平人肝不受邪,故卧则魂归于肝,神静而得寐,今肝有邪,魂不得归,是以卧则魂扬若离体也。"少阳为营卫气血阴阳运转之枢纽,少阳枢机不利,则气机不能条达,阳不入阴。此例失眠由于肝气郁结,日久化火,火热扰心,神不安舍,魂无所归,则失眠多梦;胆火循经上犯,热盛伤津,则口干口苦,易激动。故选用柴胡加龙骨牡蛎汤,再加用安神化痰之品,后又合小麦,实为配合甘麦大枣汤,共奏佳效。现代研究表明柴胡加龙骨牡蛎汤和甘麦大枣汤能够调节自主神经功能紊乱。针对木郁化火的患者,孟教授多尊崇"木郁达之""火郁发之"之原则,以疏散为主,兼以清热,多以柴胡剂为首选,《本草纲目》言:"柴胡平肝、胆、三焦,包络相火。"此外,还可配以夏枯草、刺蒺藜、玫瑰花、生麦芽等药物疏散、清泻肝胆郁火。

验案 2

董某,男,56 岁。夜寐不安半年余,入睡难,且有烦躁感,需服用安眠药帮助睡眠,但醒后头昏,精神不振,平时口腻不思食,或有口苦,大便 1～2 日 1 行,便时不畅,有白色黏液,舌苔白腻微黄,脉弦滑。辨证:痰湿中阻,胃气不和。治法:健脾化痰、和胃安神。自拟和胃安神汤加减为治。

处方:法半夏 15 克,夏枯草 10 克,炙远志 6 克,焦神曲 12 克,陈皮 10 克,朱茯神 12 克,炒酸枣仁 20 克(打),明天麻 10 克,广木香 5 克,夜交藤 20 克,炒麦芽 20 克,炒谷芽 20 克。

服用 7 剂后,纳谷渐佳,口腻减轻,大便黏液已无,夜寐有改善,苔腻减少,口不渴。此为痰湿渐化,胃气得和,再诊时原方去明天麻,加柏子仁 10 克、北秫米 10 克,继用 7 剂。

三诊:夜寐已恢复正常,纳谷增加,苔厚腻全无,嘱其以六君子丸服用半月以善后。

【诊疗心法要点】《灵枢·邪客》已有运用半夏秫米汤和降胃气,治疗失眠的记载。此病例痰湿中阻、胃气失于和降的表现十分明显,故以半夏汤首选加减治疗。患者同时又兼有口苦、苔微黄的症状,实为肝火内郁,故以夏枯草与法半夏相配,此药对见于《冷庐医话》:"余尝治一人患不睡,心肾兼补之药不效,诊其脉,知为阳明不和,二气不交,以夏枯草半钱,半夏半钱,浓煎服之,即得安睡,继投补心等药而愈。盖半夏得阴而生,夏枯草得至阳而长,得阴阳配合之妙也。"余药则配以化痰、和胃、安神之品。临证中如遇脾虚明显的患者以党参、苍术、白术、茯苓、甘草、薏苡仁健脾,再配合半夏、陈皮、厚朴等降气化痰之品多能见效。若由思虑过度损伤脾胃所致,则以归脾汤加减治疗。

验案3

李某,女,25 岁。近 2 个月来因准备考研,心理压力大,夜间入睡困难,辗转反侧不能平静。入睡后夜梦多,时常被噩梦惊醒,醒后不能入睡,伴有情绪急躁易怒,不思饮食,口干喜饮,口唇燥裂,口腔时发溃疡,双下肢发凉,大便秘结,舌红、苔黄,脉弦细数。辨证:心肾不交,心阳亢奋,兼胃阴不足。治法:交通心肾,潜阳镇心,滋养胃阴。治拟交泰丸加味。

处方:黄连 5 克,肉桂 2 克,珍珠母 30 克,磁石 30 克(先煎),夜交藤 20 克,淡竹叶 6 克,太子参 20 克,麦冬 10 克,石斛 12 克,生大黄 6 克(后下),焦山楂 10 克,焦麦芽 10 克,焦神曲 10 克。7 剂。

二诊:情绪急躁易怒明显好转,入睡困难缓解,已无明显口干、口苦,大便正常,但仍有夜梦多,纳差,舌红、苔薄白,脉弦。上方去生大黄、石斛,加石菖蒲 15 克、远志 6 克、琥珀 4 克(研冲)加强潜阳镇心之功。

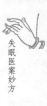

三诊:服上药 7 剂后,已能较容易入睡,夜梦明显减少,纳食增加。效不更方,继服上方 7 剂巩固疗效。

【诊疗心法要点】孟教授指出"阴加于阳谓之寐",阴阳平衡对正常的睡眠十分重要。此病例因思虑日久,劳神过度,损伤心血,暗耗肾中阴精,致使心火独旺于上,正如《素问·生气通天论》所云:"阳气者,烦劳则张",故见入睡困难,梦多,情绪急躁易怒。火旺阴伤,胃阴不足,而见不思饮食,口干喜饮,口唇燥裂,大便秘结。又伴有下肢发凉,乃肾中真阳不振之象。黄元御《四圣心源》曰:"见心家之热,当顾及肾家之寒。"综合分析之,以阳亢为多,所以重在清心中之火,补胃中之阴,稍佐温肾中之阳。此病例以交泰丸为主方,配合养阴清热、重镇安神之品,使心火得降,肾水得升,心肾相交,而不寐自愈。其中肉桂虽量少,但起到振奋肾阳、引火归元的作用,使亢奋之火能归于潜藏。(骆殊,邵佳,刘舟,2012 年第 11 期《上海中医药杂志》)

钟一棠验案 3 则

验案 1

某男,23 岁,工人。1995 年 10 月 5 日初诊。因同事搬弄是非,引起恼怒,不寐已久,继而多语,胡思乱想,内服氯丙嗪、地西洋片诸药,症状未得改善,由其母陪来就诊。症见神情呆滞,腹胀便坚,情绪急躁。其妹曾婚恋创伤而患精神分裂症。舌红、苔黄腻,唇燥,脉滑数。此情绪怫郁,肝火暴张,上扰神明,故情绪急躁,蒙蔽清窍则胡思乱想,肝火伤津故腹胀便坚,舌红、苔黄腻、脉滑数均为痰火上炎之症。治以泻肝清火,佐以通腑之法。

处方:柴胡 6 克,黄芩 10 克,白芍 20 克,竹叶 10 克,山栀子 10 克,生牡蛎 30 克,夜交藤 30 克,生香附 15 克,甘草 3 克。枳实导滞丸 10 克(分吞)。

二诊:腑气已通,胡言乱语减少,夜寐已有改善,口燥,舌质仍

117

红。余邪未清,治以养心清火,佐以安神之法。

处方:当归15克,柴胡6克,青蒿15克,竹叶10克,竹茹10克,石斛15克,牡丹皮15克,酸枣仁40克,柏子仁15克。

三诊:神志较前清楚,情绪急躁减轻。续守前方调治1月余,诸恙皆瘥,已回单位工作。

验案2

某女,32岁,农民。1983年5月14日求治于钟师。就诊时由其母陪同并代诉:1968年支农在乡,上山挑土时踏着尸骨受惊,由于从小胆小,当夜即梦寐不宁,兹后遂发展为不能入睡,坐卧不安,时感恐惧。曾去精神病医院诊治,疑为神经官能症,用镇静剂效果欠佳。诊时症见形体消瘦,两目稍滞,面色不华,默默不语,有心烦意乱之状,舌质淡白而脉象细。此乃惊恐而致不寐,心脾日虚,血不养心,内生郁火为病。治当先行调畅心脾为主,佐以重镇之法。

处方:当归15克,白芍20克,川芎6克,柴胡10克,黄芩10克,龙齿40克,生牡蛎30克,麦芽30克,灯心草3束,甘草3克。

二诊:其母代诉服药7剂后,夜寐得安,心境好转,唯偶感胸闷叹息。前方加桂枝6克,小麦40克。7剂。

三诊:患者已能独自来门诊,自诉心悸恐惧均减,思维甚至较前清楚。钟师观其舌色尚偏淡,认为整体血虚,继以益气养血安神,以固其本。

归脾汤加小麦又调治月余,诸证消失,随访1年未复发。

验案3

某女,学生,18岁。1994年4月16日初诊。平素自尊心较强,1年前高考落榜,惭愧难当,久思不解,整天不出门,闷闷不乐,继而彻夜不寐,神志混乱,视人呆滞,食时欲恶。1年多来多方求医,见效不显。舌质淡、苔白,脉细弦。此症乃思虑过多,心神错乱则神志异常,治以养心健脾、佐以安神之法,并嘱其调和情志以善后。

处方:甘草5克,小麦30克,陈皮5克,半夏15克,谷芽30克,

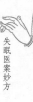

生香附 15 克,朱茯苓 15 克,白芍 20 克,大枣 5 枚。

二诊:夜寐转安,唯多梦,恶心已止,续守原意治之。前方加柏子仁 15 克。7 剂。

【诊疗心法要点】验案 1 为情志疾病,肝火暴张,上扰神明,故出现失眠。治疗宜泻肝清火,钟老以柴胡、生香附、山栀子疏肝,黄芩、竹叶清心涤热,夜交藤清心安神。验案 2 患者自小胆小,加之备受惊吓,心脾两虚,血不养心,内生郁火,故不眠。钟老以调畅心脾、重镇安神为法,效佳。验案 3 患者为学生,高考落榜后长期情绪低落,思虑过多,甚至神志异常。钟老以养心健脾、佐以安神为法,方药均常见,却效非常。钟老强调情志疾病一定要调和情志。(陈击右,2004 年第 3 期《中医药临床杂志》)

段亚亭验案 2 则

验案 1

陈某,女,36 岁。1991 年 10 月 5 日初诊。患者 3 年前饮食不慎而感胃脘不适,睡眠不安,眠中易惊醒,甚至彻底不眠。曾在西医院做脑电图、胃镜、心电图均未见异常,诊为:神经官能症。给予地西洋片、丹栀逍遥散、黄连阿胶汤等治疗未效。症状不仅未见好转且日益加重。患者情绪十分痛苦,情绪忧郁,坐立不安,双手颤抖,纳呆,胃脘常感胀满不适,心悸、气短、便溏,舌淡、苔白腻,脉细缓。证属脾胃气虚,中焦阻滞。治宜补益脾胃,稍佐安神解郁之品。

处方:太子参 30 克,茯苓 15 克,白术 15 克,陈皮 12 克,砂仁 12 克,白豆蔻 12 克(打碎,后下),藿香 12 克,炒山楂 30 克,炒麦芽 30 克,炒神曲 30 克,茯神 15 克,合欢皮 30 克,郁金 12 克,香附 12 克,酸枣仁 15 克,柏子仁 15 克,炙远志 12 克。每日 1 剂,水煎服。

二诊:服药 10 余剂,症状大减,睡眠较前安稳,精神好转,纳增,胃胀消失。服药有效,再宗前方,随证加减数剂,诸证悉除。

【诊疗心法要点】本案患者因胃中不适而致长期失眠,前医投以丹栀逍遥散疏肝清热、黄连阿胶汤育阴清热均未奏效,段老根据其病因,宗《素问·逆调论》"胃不和则卧不安"之理,认为睡眠不好是由于脾胃虚弱、传导功能阻滞所致。因此,本案的治疗关键在于健运脾胃,佐以安神解郁。故以香砂六君子汤健脾益胃,郁金、香附、合欢皮疏肝解郁,茯神、酸枣仁、柏子仁安神定志。药到病除,疗效甚佳。

验案 2

王某,男,42 岁。1992 年 10 月 18 日诊述:口腔溃疡 5 年,反复发作,今已复发 5 天。仍因失眠引起,口干苦,舌边和口腔溃疡、红肿不显,五心烦热,大便正常,小便黄,苔薄白,脉细微数。证属阴虚内热,虚火上炎。治宜养阴清热。

处方:生地黄 30 克,玄参 15 克,金银花 30 克,酸枣仁 15 克,栀子 15 克,黄柏 15 克,野菊花 30 克,紫花地丁 30 克,蒲公英 30 克,草决明 30 克,生甘草 10 克。3 剂,每日 1 剂,水煎服。嘱先含服药液 2 分钟,再服下。

二诊(10 月 21 日):服上药后上述症状缓解,口腔疼痛基本消失。溃疡面有的愈合,能吃饮食,大小便正常,苔薄白,脉缓。守上方去黄柏,加牡丹皮 20 克、石斛 30 克,嘱不食辛辣燥热之品。3 个月后随访,口腔溃疡已愈,未复发。

【诊疗心法要点】本案例由于长期失眠导致阴虚内热,虚火上炎,热火伤津,致使口舌生疮,用养阴清热汤,治愈未发,效果满意。(文仲渝,1994 年第 2 期《河南中医》)

段富津验案 4 则

验案 1

董某,女,40 岁。2000 年 8 月 13 日初诊。患者近 1 年来失眠多梦,有时彻夜不寐,食欲不振,胃脘不舒,消化欠佳,形体偏瘦,自

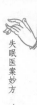

觉疲乏无力,胸脘痞闷,晨起恶心,舌齿痕、舌淡、苔薄白,脉弦沉无力。曾在某医院检查,未发现阳性体征,诊为神经衰弱,口服中成药、西药,均未见效,遂来诊治。辨证属脾胃不和,心神失养。

处方:半夏15克,陈皮15克,焦白术15克,茯苓25克,白参15克,砂仁15克,炒麦芽20克,柏子仁20克,炒酸枣仁20克,枳实15克,合欢皮20克,夜交藤20克,炙甘草15克。7剂,水煎服,每日1剂。

二诊:服药7剂后稍有睡意,效不更方,嘱少食荤辣冷滑,勿吸烟、饮茶。

三诊:睡眠显著好转,停服汤药,改为香砂养胃丸,以健脾养胃。月余,食欲大进,睡眠可持续6~8小时,几乎无梦,脾胃和而病愈。

【诊疗心法要点】本例之不寐,乃胃中乖戾,壅遏中宫,脾胃失健,症见胃纳不振,胸脘不舒。此即《黄帝内经》所谓"胃不和则卧不安"之证,故治宜健脾和胃,宁心安神。方用半夏辛温而燥,善能降逆和胃,胃气和则卧自安。《灵枢·邪客》所载半夏汤以半夏为治目不瞑不得卧,服之1剂,即"阴阳已通,其卧立至""其病新发者,覆杯则卧",可见"半夏能和胃气而通阴阳"。陈皮调理气机以除胸脘之痞,又能和胃。四君子汤益气补虚、健脾助运以复脾虚之本;砂仁、枳实理气和胃;柏子仁、炒酸枣仁宁心安神;合欢皮、夜交藤以解郁安神,交通心胃之阴阳,此即《脾胃论》"安养心神,调治脾胃"之意也;炙甘草以缓其中。诸药合用,则清阳自升,浊阴自降。证药相投,其病乃愈。

验案2

孟某,女,34岁。1996年10月14日初诊。失眠1年余,夜寐难,多梦,每晚仅眠3~4小时,甚至彻夜难眠,白昼乏力,头晕,心悸。经期量多且色淡,常淋漓数日,面色无华,舌淡红,脉细弱。辨证:气血亏虚,心神失养。治宜益气养血安神。方拟养心汤加减。

处方:黄芪30克,白参15克,炒酸枣仁15克,柏子仁20克,茯苓20克,蜜远志10克,当归20克,川芎15克,五味子15克,炙甘草

20克。7剂,每日1剂,水煎服。

二诊:服上方7剂,诸证明显减轻,面色转佳,精神好转,脉较前有力,略有弦滑之象。上方加焦白术15克、桔梗15克,又服6剂,各症基本消失,睡眠正常,续服养血安神片1个月,以巩固疗效。

【诊治心法要点】因劳心过度,耗伤心血,或妇人经血过多,产后失血;或病后体衰,或大手术之后,以及老年人气血衰少,导致气血不足,无以奉养心神,脑失其养,而致不寐。即《景岳全书·不寐》所云:"无邪而不寐者,必营血不足也,营主血,血虚则无以养心,心虚则神不守舍。"心主血,血不养心,心神失常,神不守舍而睡眠困难,多梦易醒,心悸不安;气血亏虚,不能上奉于脑,脑失所养而头晕;气虚失摄,则月经量多而淋漓不尽。治疗宜益气养血,气血并补,重在补气,意在生血,气旺而血自生,血足则心有所养。养心汤原方去温燥耗阴之肉桂、半夏,而加用性平味甘之柏子仁以加强养血安神之功效。方中白参、黄芪为君,补益心气。当归、川芎补血和血以养心,二药与参芪相配,有益气养血之效,用以为臣。柏子仁、五味子、茯苓、蜜远志、炒酸枣仁宁心安神,共为佐药。炙甘草既助参芪益心气,又调和诸药,用为佐使。全方诸药相配,共奏益气补血、养心安神之效,使气旺血生,不寐得除。二诊加入焦白术以增补气健脾之功,使脾复统摄之权,则经血不致过多。

验案3

李某,男,48岁。2005年5月12日初诊。失眠,易怒1月余,加重2周。平素内向,不善沟通,月前因与人口角,情绪不畅,抑郁不解,继而夜晚睡眠不安。伴有胁肋胀痛,烦躁易怒,头目胀痛,面赤,舌红,脉弦数。治拟加味逍遥散加减。

处方:白芍15克,茯苓25克,柴胡15克,黄芩15克,牡丹皮15克,栀子15克,炙甘草15克,郁金15克,炒酸枣仁20克,川楝子15克,枳实15克,延胡索15克,丹参15克。7剂,水煎服。嘱忌酒,避免情志刺激。

二诊:患者自诉用药后胁肋胀痛缓解,面不赤,睡眠改善,舌微

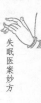

红,脉略弦数。上方加夜交藤25克、合欢花25克,以继续疏肝解郁泻火,并且加重安神之力。续服7剂。

三诊:自诉睡眠好转,胁肋不痛,情绪较好,脉已不数。上方加重镇安神的煅龙骨35克、煅牡蛎35克,续服7剂。

四诊:望其两眼有神,情志愉快,自诉病情大有好转,每晚能睡6个小时左右,头不胀痛,心情不郁闷,舌不红,脉微弦,为巩固疗效,续服7剂。

【诊治心法要点】《类证治裁·不寐论治》中云:"阳气自动而之静,则寐;阳气自静而之动,则寤。"可见,人的正常睡眠是阴阳之气自然而有规律的转化的结果。这种规律一旦被破坏,就可导致失眠。本例患者就是由情志抑郁,肝失疏泄,气机不畅,气郁化火,扰动神魂,阴阳气不能平衡所致;肝火上炎,故面赤、头痛、两目胀痛;肝气郁结,故两胁肋胀痛;其舌红,脉弦数亦是肝郁化火之征。方中以柴胡疏肝解郁,使肝气得以条达为君药。白芍酸苦微寒,养血敛阴柔肝;黄芩苦寒,清热泻火,共为臣药。佐以郁金、延胡索、川楝子、枳实疏肝理气,使郁解而火自清。牡丹皮、丹参清热凉血活血,炒酸枣仁、茯苓宁心安神。炙甘草调和诸药为使。二诊后,诸证减轻,效不更方,加入夜交藤、合欢花,二者相须为用,以增宁心安神之效。三诊,睡眠好转,胁肋痛止,脉已不数,乃肝气得疏,肝火得降。为加重安神之力,故加入煅龙骨和煅牡蛎重镇安神。四诊后,睡眠已稳,需进一步巩固疗效,续服上方1周。

验案4

杨某,男,38岁,教师。2004年8月3日初诊。患失眠已2年,西医诊断为神经衰弱,曾服多种镇静药物,收效不显。自诉:入夜则心神烦躁,辗转反侧,不能成寐。询问其病由,素喜深夜工作,疲劳至极时,常饮咖啡提神醒脑,习惯成自然,故入夜则兴奋不寐,昼则头脑昏沉不清,萎靡不振,口干易汗,头昏耳鸣,腰酸疲惫,舌光红无苔、舌尖如草莓状红艳,脉弦细而数。辨证为水亏火旺,心肾不交。方拟黄连阿胶汤加减。

处方:黄连 10 克,黄芩 15 克,阿胶 15 克(烊化),白芍 15 克,鸡子黄 2 枚,夜交藤 25 克,合欢花 25 克,熟地黄 25 克,牡丹皮 15 克,茯苓 25 克。

二诊:上方服至 7 剂便能安然入睡,心神烦乱不发,续服 7 剂,不寐之疾从此而愈。腰酸耳鸣头晕亦减轻。

【诊疗心法要点】《辨证录》云:"夜不能寐者,乃心不交于肾也……心原属火,过于热则火炎于上而不能下交于肾。"此患思虑过度,暗耗心阴,致使心火翕然而动,不能下交于肾,阳用过极,则肾水不能上济于心;又饮咖啡,助火伤阴。《灵枢·脉度》篇云:"肾气通于耳。"《素问·脉要精微论》曰:"腰者,肾之府。"且肾主骨生髓,脑为髓之海。肾水不足则耳为之鸣,腰为之酸,头为之晕。观其舌尖如草莓、光红无苔,脉细而数,一派火盛水亏之象。辨为心肾不交之证,治当滋其肾水,降其心火。选用黄连阿胶汤滋阴降火,交通心肾,体现了《难经》泻南补北之意。本方始见于《伤寒论·辨少阴病脉证并治》,原书用治"少阴病,得之二三日以上,心中烦,不得卧"。该患与之病因不同,但病机相同,俱是心火亢于上,而不下交于肾。方中黄连苦寒,清心泻火,《本草纲目》言其"泻心脏火"。阿胶甘平,补血滋阴,《本草从新》谓之"平补而润,滋肾补阴"。二药合用,而有交融水火、除烦安神之妙,故为方中君药。《本草从新》言黄芩"苦入心,寒胜热,泻火除湿",白芍"补血敛阴",芩芍并用,助君药滋阴降火,除烦安神,为臣药。鸡子黄甘平入心肾,《本草纲目》载其"补阴血,解热毒",方中用之,既泻心火之有余,又补肾水之不足;与阿胶、白芍相合,滋补阴血,以复耗灼之阴津,且防黄连、黄芩苦寒伤津之弊,为佐药。因该患有头晕、耳鸣、腰酸等肾水不足之证,恐其泻火有余,补肾水之力不足,故加入熟地黄滋阴补肾,填精益髓。牡丹皮清泻相火,《古今名医方论》柯琴曰:"牡丹皮辛寒,以清少阴之火,还以奉少阳之气也。"茯苓、夜交藤、合欢花均为甘平之药,具有养心安神之效。本方苦寒与咸寒并用,滋阴与泻火兼施,泻火而不伤阴,滋阴而不碍邪,以达到直折少阴之心火、壮足少阴之肾水之效。(胡晓阳,李冀,2010 年第 3 期《中医药学报》)

洪广祥验案 2 则

验案 1

某女,37 岁。2009 年 7 月 27 日初诊。自幼有哮喘病史,近半年来夜寐甚差,每日睡 3 ~ 5 小时,有时彻夜难眠,口干口苦,多饮易饥,胸闷憋气,情绪易躁易怒,便干溲黄,小便灼热感,舌边尖红暗、苔黄腻,左关脉偏弦大、右关弦滑、左寸旺、右寸偏细数。西医诊断:神经官能症。中医诊断:失眠(心肝火旺、痰热内扰证)。治予清心泻热化痰、镇肝宁神定志为法。方用凉膈散合黄连温胆汤加减。

处方:连翘 15 克,生大黄 10 克,生栀子 10 克,薄荷 10 克,黄芩 10 克,淡竹叶 6 克,生甘草 6 克,川黄连 6 克,陈皮 10 克,法半夏 10 克,茯神 10 克,枳实 10 克,竹茹 10 克,酸枣仁 30 克,珍珠母 30 克,生龙齿 20 克。7 剂,水煎服,每日 1 剂。

二诊:服药 1 剂即烦躁缓解,睡眠改善,现每日能入睡 7 小时,唯梦多易醒,大便通畅,每日 1 ~ 3 次,舌红,苔腻减轻,脉细显现。现患者邪热已清,改以益气护卫、涤痰行瘀为法继续治疗哮喘,方用益气护卫汤合蠲哮汤(经验方)(生黄芪、防风、白术、仙茅、淫羊藿、桂枝、白芍、生姜、大枣、生甘草、葶苈子、陈皮、青皮、卫茅、牡荆子等)治疗近 2 个月,哮喘未发,睡眠正常。

【诊疗心法要点】不寐亦称"失眠"或"不得眠""不得卧""目不瞑",是指经常不能获得正常睡眠为特征的一种病症。洪教授认为"阴阳失和、阳不入阴"为本病的总病机。本例为哮病患者,气阳虚弱、痰瘀伏肺为哮病的基本病机,可见舌暗、苔腻、脉细等。患者情志不遂、气郁化火,或饮食辛辣厚味,或邪郁化热等可使患者出现阶段性"痰火扰乱、心神不宁"而致失眠。左关脉弦大为肝炎旺,舌尖红、左寸脉旺为心火内炽之象,右关脉滑为痰浊内盛之候,口干苦、便干溲黄、苔黄为一派积热内盛之症,故本病例属心肝火盛、痰热内扰之证。方用凉膈散清泻心、肝之火,合用黄连温胆汤清化痰热,加用酸枣仁、珍珠母、生龙齿镇静安神。

验案2

王某,女,41岁。2008年4月15日初诊。幼时曾患哮喘,8个月前病情明显加重,时有喘息,稍动则喘,夜难安卧,咳嗽不止,2次因吸入平喘药无效而急诊入院抢救。现症见:喘息夜甚,咳嗽频作,痰白量中,大便偏干结,舌质红暗、苔白腻厚微黄,脉细弦滑、右寸脉浮。查体:双肺可闻及大量哮喘音。西医诊断:支气管哮喘急性发作。中医诊断:哮病(外寒里饮证)。治以散寒宣肺解表、利气涤痰平喘为法。方用小青龙汤加味。

处方:生麻黄10克,桂枝10克,白芍10克,细辛3克,法半夏10克,五味子10克,干姜10克,皂荚6克,葶苈子15克,卫茅10克,天浆壳15克,生大黄6克(后下)。水煎服,每日1剂。

连服14剂,患者喘息减半,夜能安卧,咳嗽大减,痰滞咽中、色白、质黏,痰出则咳喘减,大便偏干结、1次/日,舌质红暗、苔白黄厚腻,脉弦细滑。二诊外邪已除,痰瘀阻塞气道征象突出。治以涤痰行瘀、行气平喘为主。方用蠲哮汤合千缗汤出入。

处方:葶苈子15克,小青皮15克,陈皮10克,白芥子10克,卫茅10克,牡荆子10克,生大黄10克(后下),生姜3克,皂荚6克,法半夏10克,青礞石20克,黄芩15克,鹅管石20克。水煎服,每日1次。

服用2周后咳喘大减,稍有咳嗽,咽痒、遇风及闻到刺激性气味则咳易作,咳剧则喘,哮喘发作后可自行较快缓解,痰白、量不多,黄厚腻苔减半,脉细弦滑。治以标本兼治为则,法以扶正固本、抗敏御风为主,方用温阳护卫汤为主,或加蠲哮汤涤痰行瘀平喘,或加麻黄连翘赤小豆汤、丹赤紫草汤清热祛湿抗敏,或加温肺煎散寒解表止咳,配合服用咳喘固本冲剂(院内制剂)调治6个月。患者咳喘未发已3月余,平素怯寒易感冒、背心寒冷感等症状明显缓解,抗寒能力显著增强,素有血小板减少性紫癜病史,多次复查血常规均示血小板计数正常。现仍坚持门诊随诊,病情稳定。(张元兵,王丽华,

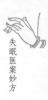

聂惠民验案 3 则

验案 1

某女,50 岁。2008 年 11 月 20 日初诊。睡眠不佳已有 2 年,近期失眠加重。患者自述每天只能睡 4～5 小时,而且睡不安稳,多梦易醒,有时必须服用安眠药才能入睡。口干,易烦乱,头晕。气逆干咳,胸闷,心慌不适,舌淡红、苔薄根略厚,脉沉弦细略弱。心电图示:窦性心律,偶发室性早搏。西医诊断:神经衰弱。中医诊断:不寐。辨证:肝胆郁滞,心气不足。立法:解郁养神。方拟柴胡加龙骨牡蛎汤加减。

处方:柴胡 10 克,黄芩 10 克,法半夏 10 克,生龙骨 30 克,生牡蛎 30 克,郁金 10 克,炒酸枣仁 15 克,白梅花 10 克,炒白芍 20 克,炙黄芪 20 克,天麻 5 克,夜交藤 15 克,百合 20 克,茯神 15 克,炙龟板 12 克(先煎),菊花 15 克,葛根 15 克,紫苏梗 10 克。14 剂,水煎服,每日 1 剂。

二诊:睡眠好转,入睡可,易醒,头晕减轻,胸闷,心慌,口干,苔渐退,脉沉弦细。上方去郁金、白梅花、百合、菊花、紫苏梗,加栝楼皮 15 克、薤白 10 克、桑寄生 15 克、丹参 15 克、党参 20 克、川厚朴 12 克。每日 1 剂,水煎服 21 剂。药后睡眠转佳,诸证大减,上方加减,巩固疗效。

【诊疗心法要点】失眠的病因多为情志所伤、劳逸失度、久病体虚、五志过极、饮食不节等,引起阴阳失交、阳不入阴而形成失眠。失眠的病因病机多为心肝血虚,神魂失养;或心脾两虚,气血不足;或心肾不交,水火失济。本案失眠,伴头晕、易烦乱、脉弦,为肝胆郁滞,少阳气机不利。故一诊治疗用柴胡加龙骨牡蛎汤以解郁安神。方中柴胡味微苦,性微寒,疏利少阳经中之邪热,黄芩味苦性寒,清泻少阳胆腑之邪热。法半夏味辛性温,辛主散,宣畅气机,味温则能燥湿化痰。肝主疏泄,调畅气机,气机不利,则津液的运行障碍,极易导致痰浊饮邪的停聚,所以方中用法半夏意义深远。柯韵伯认为半夏在柴胡加龙骨牡蛎汤中具有"引阳入阴,能治目不瞑,亦安神之品,故少用为佐"。甘草既能扶正祛邪,防邪深入,又可以抑制柴胡、黄芩的苦寒之性。生龙骨偏于重镇安神,敛浮阳而止汗;生牡蛎偏于益阴潜阳,软坚散结;二者相须为用,有益阴敛阳、重镇安神之功。中医认为:肝主左而肺主右,肝主升而肺主降。患者肝气不舒,肺气不降,肺气上逆,故见气逆干咳。胸闷、心慌,一方面因心之气血不足;另一方面因肝气郁结、痰阻气机、胸阳不振所致。故二诊治疗时,在解郁养神的基础上,化痰宽胸散结。用柴胡加龙骨牡蛎汤合栝楼薤白半夏汤加减。前者重在和解少阳、疏理肝胆气机,若少阳肝胆之气舒利,清阳之气得以上升,则清窍得养,失眠、头痛自会减轻;栝楼薤白半夏汤重在宽胸理气、涤痰降逆,若痰饮得化、胸阳振奋、气机通畅,则胸闷、心悸自会减轻。加炙黄芪、党参补气,炒白芍、百合养阴,炒酸枣仁、夜交藤、茯神养心安神,生龙骨、生牡蛎沉降安神。诸药合用能取得很好疗效。

验案2

崔某,女,66岁。主诉:失眠3月余,每夜仅睡4小时,甚则彻夜不寐,耳鸣,口渴,腹胀腹鸣,大便偏稀,时有胁肋胀痛,苔薄,脉沉弦。

处方:法半夏10克,黄连5克,黄芩6克,干姜5克,炙甘草6克,党参15克,大枣7枚,柴胡10克,炒酸枣仁15克,生龙骨30克,生牡蛎30克,夜交藤15克,茯神12克,鸡血藤15克。7剂,每日1剂,水煎服。

服药7剂后,患者睡眠好转,每晚能睡6小时,口渴、腹胀腹鸣消失,大便正常,本方略作加减,继服7剂。

【诊疗心法要点】半夏泻心汤是治疗寒热错杂、上热下寒之痞满的常用方,而聂师却以此方加味治疗失眠,取得奇效,实有异曲同工之妙。本证之病机亦属寒热错杂,上热下寒,热在上,故失眠不寐,耳鸣口渴;寒在下,故腹鸣腹胀,大便偏稀;寒热内阻,气机不利,故时有胁痛。聂师以黄芩、黄连清在上之热,以干姜、法半夏除在下之寒,党参、炙甘草、大枣益气健脾,寒热得除,脾气得健,睡眠自会好转,上述药为治本之品。复用柴胡疏肝理气,鸡血藤活血舒筋,使气血调畅,心神得养。加之炒酸枣仁、生龙骨、生牡蛎、夜交藤、茯神宁心、重镇、安神,患者失眠不寐等症定能减轻。综观全方,既用平调寒热之法,以除致病之因,又用宁心安神之药,以治病症之标,如此配伍,标本兼治,说明聂师治病,不但能够抓准病机,注重致病之因的解决,又要立竿见影,不忽视患者外在表现的排除,这是聂师治疗失眠、汗出等病处方用药的一大特点。

验案3

陈某,女,27岁。主诉:失眠2月余,伴口干、唇干,时心烦气躁,困倦乏力,尿频,舌边尖红、苔薄黄,脉沉细弦。有慢性肾炎病史3年。

处方:柴胡10克,黄芩10克,法半夏6克,党参15克,炙甘草6克,生黄芪15克,生龙骨30克,生牡蛎30克,炒酸枣仁15克,鸡血藤15克,山药12克,茯苓10克,竹叶10克,夜交藤12克。7剂,每日1剂,水煎服。

服药后,患者睡眠好转,心烦气躁明显减轻,口干、唇干亦好转,聂师略调方药,继服7剂。

【诊疗心法要点】失眠一症多从心肝血虚、心神失养、心脾两虚、心肾不交等方面加以论治,但本案聂师以小柴胡汤加减治疗,收到良好效果,说明肝胆郁滞、少阳气机不利亦会导致失眠,故聂师以柴胡、黄芩、法半夏、党参、炙甘草,仿小柴胡汤和解少阳,疏理肝胆气机,少阳气机舒利,清阳得以上荣,失眠自会好转。生黄芪益气升清,以增强清阳上荣之力;生龙骨、生牡蛎药性沉降,配合炒酸枣仁、夜交藤使浮神归心,以达养心安神之效;竹叶清心火,可除心烦气躁;茯苓、山药健脾益气,可消困倦乏力,茯苓尚能养心安神,山药亦可固精缩尿,以治尿频;鸡血藤养血活血,通利血脉,使气血条达,心情舒畅,失眠亦会减轻。本案例之特点是聂师以小柴胡汤和解少阳、舒利肝胆气机治疗失眠,这是聂师研究仲景学说"师其法而不泥其方"的又一典型病例。(路广林,张秋霞,郭华,2011 年第 7 期《北京中医药》)

夏桂成验案 1 则

验案

某女,52 岁。初诊日期:1997 年 8 月 17 日。主诉:烘热汗出 2 年。病史:绝经 2 年,时常烘热汗出。生育史:2 - 0 - 2 - 2。时值盛夏,近 1 周烘热汗出加重,口干苦,双目干涩,心烦急躁,腰酸,纳谷欠香,夜寐易醒,二便尚调,舌尖红、苔薄黄,脉细沉数。辨证:此为肝肾阴虚,心肝气火偏旺。治则:滋肝肾之阴,清心肝之火。方拟滋肾清心汤加减。

处方:钩藤 15 克,莲子心 5 克,黄连 3 克,山茱萸 10 克,牡蛎 20 克(先煎),干地黄 10 克,枸杞子 15 克,太子参 15 克,怀山药 10 克,茯苓 15 克,广郁金 10 克,浮小麦 30 克(包煎)。7 剂,水煎服,每日 2 次。同时辅以心理疏导。

二诊(8 月 25 日):诸证好转,唯双目干涩如前。上方去茯苓,加女贞子 15 克。7 剂,服法同前。

三诊(9 月 2 日):烘热汗出不显,近 2 日脘腹作胀,大便偏稀,每日 1 次。方中去莲子心、黄连、干地黄,加入佛手片 10 克、广木香 6 克、神曲 10 克。7 剂,服法同前。

四诊(9 月 10 日):诸证皆消,纳香,寐安,仍感腰酸。效不更方,上方续用 7 剂。如是,中药调整 1 月余,诸证痊愈。

【诊疗心法要点】该患者绝经后出现烘热汗出等更年期综合征的临床症状,初诊根据四诊,辨证分析,当属肝肾阴虚,心肝火旺,治宜滋阴清火。方用滋肾清心汤。方中山茱萸、牡蛎、干地黄、枸杞子滋肝肾之阴,钩藤、莲子心清心肝之火,广郁金疏肝解郁,太子参、怀山药、茯苓以益气健脾。患者服药 7 剂后，感觉口干苦，双目干涩症状缓解不显，此为阴虚较甚，方中减去有利湿伤阴作用的茯苓，加女贞子以增加养阴之效。三诊时患者因用滋阴药后有碍脾胃运化，出现腹胀便稀，因此原方中去苦寒之药品，加入健脾和胃的佛手片、广木香、神曲。此方续用半月，患者渐痊愈。此病案反映了夏教授的病发较剧时，以治心为主、清心为要，证候稳定后以滋肾为主、养阴为要和兼顾脾胃的思想理论。

晁恩祥验案 2 则

验案 1

某女，88 岁。2006 年 5 月 5 日初诊。患者于 4 月 11 日无明显诱因出现腹泻水样便，每日 3～5 次，无发热、恶心、呕吐，无腹痛，某医院予左氧氟沙星、小檗碱、地衣芽孢杆菌、双八面体蒙脱石等，症状加重，每日腹泻 10 余次，伴肠鸣，脘腹胀满，遂入院治疗。诊断：急性肠炎。给予左氧氟沙星、地衣芽孢杆菌、双歧杆菌等，效果不佳，仍每日大便 10 次左右。肠镜示：结肠炎性改变，结肠多发憩室。病理：(回肠末端)黏膜中度慢性炎，淋巴滤泡形成，(回盲瓣)黏膜中度急慢性炎。大便常规：白细胞 7～10 个/高倍视野。考虑患者初起为急性肠炎，经使用抗生素造成肠道菌群失调，遂请中医会诊。刻下症见：稀水样便，无脓血，无腹痛，腹胀肠鸣，矢气多，纳食可，尿少，口干唇燥，乏力，眠差，舌淡红、苔白腻，脉弦。中医诊断：泄泻。辨证：脾虚湿郁，寒热错杂。治法：健脾化湿，辛开苦降，佐以开胃。

处方：党参 12 克，苍术 10 克，白术 10 克，藿香 10 克，佩兰 10 克，草果 8 克，车前子 12 克，干姜 8 克，黄连 8 克，紫苏叶 8 克，陈皮 10 克，焦山楂 12 克，砂仁 8 克，鸡内金 8 克，白茅根 15 克。3 剂，水煎服，每日 1 剂。

二诊(5 月 9 日)：药后大便每日 5～6 次，便量亦减，肠鸣好转，仍腹胀，纳可，眠差，口干，尿少，舌淡红、苔白腻，脉弦。

处方:苍术10克,白术10克,藿香10克,佩兰10克,薏苡仁30克,干姜10克,黄连10克,陈皮10克,半夏10克,紫苏叶10克,焦山楂10克,焦麦芽10克,焦神曲10克,炒酸枣仁15克,鸡内金10克,青皮10克。4剂,水煎服,每日1剂。

三诊(5月12日):药后大便减至4次,逐渐成形,仍胃脘胀满,无食欲,口鼻干燥,喜饮水,睡眠好转,舌淡红、苔白腻,脉弦。治疗继以健脾化湿、辛开苦降之法。

处方:苍术10克,白术10克,藿香10克,佩兰10克,青皮10克,陈皮10克,焦山楂10克,焦麦芽10克,焦神曲10克,鸡内金10克,干姜8克,黄连8克,厚朴10克,半夏10克,石斛15克,白茅根25克,炙甘草6克。6剂,水煎服,每日1剂。

四诊(5月18日):大便明显好转,每日1次,便溏,仍无食欲,胃脘胀满较前减轻,口干,面部烘热,舌暗红、苔黄燥,脉弦。予健脾开胃、辛开苦降、调理气机之法巩固疗效。

处方:黄连8克,黄芩10克,半夏10克,干姜8克,党参10克,苍术、白术各10克,青皮10克,陈皮10克,焦山楂30克,焦麦芽30克,焦神曲30克,鸡内金10克,厚朴10克,砂仁5克,石斛15克,白茅根25克,炙甘草6克。3剂,水煎服,每日1剂。

药后大便正常,纳食好转,痊愈出院。

【诊疗心法要点】本患者年事已高,体质较弱,突患腹泻,西药治疗20余天效果不佳,腹泻频繁,脾气更虚,湿邪蕴结不化,久而生热,形成寒热错杂之证,中焦气机不畅,升降失常,而见腹泻腹胀,肠鸣矢气;泻下日久,伤及气阴,可见尿少、口唇干燥、乏力、眠差等。方中党参、苍术、白术、藿香、佩兰、草果、干姜、砂仁、陈皮等健脾益气,化湿和胃;焦山楂、鸡内金等消食化滞;黄连与干姜相伍辛开苦降,调和中焦,寓有半夏泻心汤之意;白茅根一药用之甚妙,甘寒滋润,生津止渴,既可治疗久泻津伤,又可防止辛温燥湿之品过燥伤津。全方寒温并用,辛开苦降,具有健脾和胃之功。

验案 2

某 52 岁。2004 年 7 月 30 日初诊。白塞病史,低热 2 年,体温 37.5～38℃,午后明显,双下颌关节肿痛,但皮色不红,皮温稍高,局部压痛,全身乏力,心慌,心烦,眠差,恶心,纳差,大便干燥,小便灼热,舌淡红、苔白厚腻,脉弦稍数。证属湿热蕴结,郁久化燥,伤及气阴。治疗当以清热透邪、益气养阴为主,兼以利湿。

处方:金银花 10 克,连翘 10 克,生石膏 25 克,知母 10 克,牡丹皮 10 克,银柴胡 10 克,青蒿 10 克,黄芩 10 克,太子参 15 克,麦冬 15 克,五味子 10 克,黄精 10 克,葛根 25 克,车前子 12 克,火麻仁 30 克。7 剂,水煎服,每日 1 剂。

二诊(8 月 6 日):低热已去,下颌关节痛减,恶心减轻,纳食好转,睡眠欠佳,舌质淡、苔薄白水滑,脉弦细。湿热已去大半,当以益气养阴、清热和胃安神为主。上方去生石膏、黄芩、知母、牡丹皮等寒凉清热之品,加焦山楂、焦麦芽、焦神曲、砂仁、远志、石菖蒲等和胃安神。

处方:太子参 15 克,麦冬 10 克,五味子 10 克,黄精 10 克,金银花 15 克,连翘 10 克,葛根 25 克,青蒿 10 克,银柴胡 10 克,荷叶 10 克,焦山楂 10 克,焦麦芽 10 克,焦神曲 10 克,砂仁 10 克,远志 10 克,石菖蒲 10 克。7 剂,水煎服,每日 1 剂。

三诊(8 月 24 日):下颌关节疼痛继续减轻,因故停药 1 周。3 天前体温升高至 37.6℃,1 天后自行退至正常,并见牙龈肿痛,大便干燥,小便灼热。考虑为热邪又盛,上方去砂仁,加生石膏 30 克、知母 10 克、栀子 10 克清热泻火。

四诊(8 月 31 日):牙龈肿痛消失,时有面部烘热,双下颌不适、酸重感,右侧不敢咀嚼,舌质红、苔黄腻,脉弦细,仍为湿热阻滞,熏蒸于上。继守上方加减治疗,并以此方加减治疗 1 个月后,诸证尽去。

【诊治心法要点】晁教授认为,本患病机为湿热阻遏,郁久化燥,伤及气阴。湿热之实与气阴之虚并存,治疗颇为棘手。因化湿之品多辛燥易伤阴液,补阴之品多滋腻易助湿邪,用之不当,反而会加重或延误病情,故当根据湿热内蕴与气阴虚二者的孰轻孰重来确定治法与用药。综合分析脉症,发热、下颌关节及牙龈肿痛、面部烘热、恶心、纳差、苔白厚腻等乃湿热阻滞之象,而且明显热重于湿;全身乏力、心烦失眠、大便干燥、小便灼热乃热伤气阴之象。考虑到其病久体弱,不宜攻伐太过,故治以清热透邪、益气养阴为主,兼以祛湿。药选清热透邪与清阴分虚热之品合而用之以增强清热之力,用生脉散等益气养阴,扶助正气,另用车前子、荷叶、石菖蒲等祛湿开胃。这样补虚不恋邪,祛邪不伤正,故收良效。(卢世秀,吴继全,陈燕,2008 年第 1 期《北京中医药》)

徐经世验案 4 则

验案 1

夏某,33 岁。自述失眠已久,时常心悸怔忡而慌。诊之六脉细濡,而左寸更弱。此由操神过度,致损心阳,目下牵连五脏皆虚。宜龟鹿二仙丹加味以补之。

处方:鹿角胶、龟板胶、茯神、煅龙齿、煅牡蛎、酸枣仁、柏子仁各 9 克,广橘红、高丽参各 4.5 克,枸杞子、炙黄芪各 6 克,石菖蒲、粉某草各 3 克,桂圆 3 个,烧焦大枣 3 枚,生姜 3 片。又每日服猪心 1 个,用生枣仁 30 克,水炖烂,晚临卧时去枣仁,连汤食下,借心以补心。

二诊:上方服 4 剂,头晕、失眠、心慌俱减,诊之左关脉有虚弦象。勿多思多虑,以防扰动肝阳,当慎之。仿原方加减作丸,缓以补之。

处方:高丽参、橘红、酸枣仁、柏子仁各 24 克,粉甘草 15 克,贡白术、山茱萸、朱茯神、明天麻、龟板胶、煅龙齿、当归身各 30 克。上药共研细末,龟板胶化开,加炼蜜为丸,梧子大,每日早晚服 9 克,温开水送下。

【诊疗心法要点】《医家四要》云:"运曲神机则劳心,意外过思

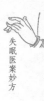

则劳脾。"患者操神过度,久之劳伤心脾,心伤则心血暗耗,神不守舍,所以失眠;脾伤生化乏源,气血亏虚,心失所养,故心悸怔忡而慌。治当温心阳、益心气、养心血而安神定悸。然患者病久损及五脏,心阳虚及肾阳,故以龟板胶、鹿角胶二胶血肉有情之品峻补肾中阴阳,以枸杞子滋补肾阴,配阴以补阳;高丽参大补心气,炙黄芪以助之,柏子仁、酸枣仁、茯神养血安神,煅龙齿、煅牡蛎以潜之;广橘红、石菖蒲理脾,合姜枣以助化源,兼能入心涤痰,使神归其宅;更以猪心与生枣仁同炖服用,以心补心。诸药合用,使心神得安,心得所养,故4剂而失眠、心悸等症俱减。然患者病损已久,虚无速补之法,前方既见效机,故二诊时以原方加减为丸,缓以补之,确为良策。且二诊诊得左关脉有虚弦之象,故虑其多思多虑以扰动肝阳而戒之,其诊脉之精,用心之缜,足鉴后学。

验案2

王某,女,49岁。2009年12月15日初诊。因家庭变故终日闷闷不乐,近3年余失眠多梦,易醒,醒后不易再入睡,身体时有潮热,热时则满脸通红,头昏心烦,手足心热,腰酸乏力,咽干,喜饮水,二便调,舌红少苔,脉细数,考之乃系肝肾阴虚、虚火上扰之象。拟予滋补肝肾、引火归元为治。

处方:北沙参20克,干生地黄18克,熟女贞子15克,墨旱莲15克,石斛15克,杭麦冬12克,远志10克,酸枣仁30克,珍珠母40克,川黄连3克,肉桂1克,琥珀9克。10剂。

二诊:药后患者述睡眠有所改善,但身体仍时有潮热感,心烦易怒,此乃肝肾阴虚,龙雷之火较盛,原法去远志、琥珀,加炙龟板30克、磁石40克,再进10剂,以观其变。

三诊:睡眠改善明显,潮热、心烦、咽干等症亦减,嘱其原方制成膏继服,以收全功。

【诊疗心法要点】先生曾言:"不寐一症,见之于临床,以此证型较为多见,如丁甘仁医案云'不寐之因甚多,而大要不外乎心肾,阳入于阴则为寐,阳出于阴则为寤,肾阴不足,水不济火,心火不能下通于肾,肾阴不能上济于心,阳精不升,水精不降,阴阳不交则为不寐,此不寐之本也'。"本案患者年近五旬,精血衰耗,天癸将竭,肝肾阴亏,阳不入阴,心肾不交,心火亢盛,而不得安眠,治当泻南补北,引火归元。方中炙甘草汤合二至丸,滋养肝肾之阴以治其本;心肾不交,虚火上扰,故用交泰丸,交通心肾,以治其标;其中交泰丸中用药仅川黄连、肉桂两味,然其配伍却富有深意:川黄连功专清泻心火,以制亢盛之君火,反佐辛温之肉桂以引相火归元,寒热并用,妙用非常,正如费伯雄《医醇剩义》云:肾火可泻,阴火不可泻,况龙性难驯,逆而折之,反肆冲激,故丹溪滋肾丸,于滋阴药中加肉桂一味,导龙归海,从治之法,最为精当。二诊时,根据症情,虚火之势仍盛,故先生加以炙龟板、磁石等介石之类以潜镇;炙龟板滋阴潜阳、养血补心,其滋阴之功独强;肾阴不足、虚阳扰神之不寐者,用之最为稳妥。

验案3

赵某,女,54岁。2008年5月3日初诊。失眠多梦7月余,伴头晕、惊悸、胸闷不适,咽似觉有物、堵塞感,口干苦,晨起刷牙易干呕,大便干结,有胆囊炎病史。舌质红、苔黄腻,脉滑数,考之乃系肝胆郁热、痰湿中阻之象。拟予调肝利胆,化浊畅中法为治、方仿黄连温胆汤。

处方:姜竹茹10克,枳壳15克,陈皮10克,姜半夏12克,绿萼梅20克,炒川黄连3克,酸枣仁30克,天麻15克,杏仁10克,桃仁10克,琥珀6克,青龙齿40克。

10剂药后诸证见减,原方续服10剂,嘱其调情志,忌辛辣饮食。

【诊疗心法要点】本例患者所患不寐乃因痰热内蕴、扰动心神而致。胆为清净之府,痰热内扰,胆气不宁,则见惊悸不适;胆失疏泄,气机不利,则喜叹息;胆脉络头目,痰热循经上犯,则见头晕目眩;痰热犯胃,胃失和降,则见呕恶;热迫胆气上逆,则口苦。《景岳全书》引徐东皋:"痰火扰乱,心神不宁,思虑过伤,火炽痰郁而致不眠者多矣。"先生根据此症致病机理,择选黄连温胆汤以清化痰热,降逆和

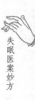

胃以治其本，青龙齿、琥珀、酸枣仁镇静安神以治其标，标本兼治，效如桴鼓。黄连温胆汤即温胆汤加黄连而成，临床多用于治疗胆郁痰热、胆胃不和等证，易温胆之意为清胆之功。先生临证常以此方灵活化裁，治疗多种病症，如本例加用酸枣仁、青龙齿、琥珀治疗不寐；另外，加明天麻、煨葛根、代赭石治疗痰热内蕴、肝风内动而致眩晕；加延胡索、蒲公英、广郁金、丹参、檀香治疗急慢性胃炎溃疡病所致胃脘疼痛属痰热内扰、胃失和降者；加大黄、芒硝、栝楼治疗温热病急性胰腺炎习惯性便秘，属热结肠腑、痰火内盛者；此皆先生用药经验所在，应加以挖掘和整理。

验案4

周某，女，33岁。2009年8月20日初诊。失眠多梦2年余，伴有反酸，嗳气频发，口干苦，少食即胀，大便每日行1~2次，时有不成形，小便调，月经正常，舌淡红、苔白微腻，脉弦缓。此乃肝气横逆、胃失和降之象。拟予开郁降逆、和中安神为治。

处方：姜竹茹10克，陈皮15克，橘络20克，清半夏12克，绿萼梅20克，石斛15克，酸枣仁30克，合欢皮20克，代赭石15克，炒川黄连3克，陈枳壳15克，秫米15克。10剂。

二诊：患者述失眠明显缓解，嗳气、吞酸、腹胀等症状皆有好转，原方去秫米、代赭石，加青龙齿40克、淮小麦30克，再进10剂。嘱其畅情志调饮食。

【诊疗心法要点】本例之不寐，脘腹胀满，嗳气反酸，大便不调，先生断其为肝气横逆、胃失和降而致，即古人所谓：胃不和则卧不安。故先生选半夏秫米汤、黄连温胆汤、旋覆代赭汤之意，以和胃腑、化痰湿、镇肝逆而获效。半夏秫米汤源自《黄帝内经》，此乃古方，先生云：此方药虽仅有两味，然临证若方证相合，用之得当，收效尤速。本例除用清半夏、秫米外又以黄连温胆汤和其胃，旋覆代赭汤降其逆，佐以绿萼梅、合欢皮开其郁，酸枣仁、青龙齿、淮小麦以安其神。一证之中寓有诸法，一方之中寓有诸义，先生临证用药如此，堪为师法，此外，先生在二诊时，其嗳气反酸见减，为避免代赭石镇降过位、中气下陷,故易以青龙齿镇静安神之长而收功,正如《本草述钩元》所云:龙骨入心、肾、肠、胃,齿则单入肝、心,骨兼止泻涩精之用,齿唯镇惊安魂魄而已。先生常能根据病症主次矛盾的变化,灵活更换药物,且通晓各药之性,信手拈来,药更症减。(张莉,郑勇飞,凡巧云等,2012 年第 8 期《辽宁中医杂志》)

徐福松验案 2 则

验案 1

杨某,男,43 岁,经商。1996 年 10 月 21 日初诊。主诉:失眠 10 年,勃起困难 3 年。缘患者长期过度劳心,夜难安寐。3 年前 1 次婚外情时受惊吓,配偶吵闹,婚姻危机,遂致夜不能寐,勃起困难,阳痿早泄,迭用补肾壮阳药,病情有增无减,乃来就诊。诊得患者彻夜难眠,勃起维艰,甫门而痿,胆怯多虑,心悸易惊,大便溏薄,畏寒乏力,舌尖红、苔薄白,脉沉细。此证为心、胆、脾、肾同病。治宜宁心安神,健脾益肾。方拟安神定志丸。

处方:人参 6 克,煅龙骨 15 克(先煎),煅龙齿 15 克(先煎),煅牡蛎 20 克(先煎),白术 10 克,白芍 10 克,石菖蒲 3 克,炙远志 10克,茯苓 10 克,茯神 10 克,五味子 10 克,炒酸枣仁 10 克,炙甘草 3克。并嘱早服归脾丸 6 克,晚服天王补心丸 6 克。

三诊:共进 28 剂,诸证改善。再以原法巩固 2 个月,性事逐渐恢复,夫妻和解,重归于好。

【诊疗心法要点】《医述·阳痿》引王节斋论:"肾为作强之官,技巧出焉;藏精与志者也。夫志从士从心,志主决定,心主思维,此作强之验也。心为君火,肾为相火,心火一动,相火随之亦动。即所谓火动乎中,必摇其精,故人有所感,必先动心,心火动则欲火动,方有阴茎勃起,男女交媾。"因长期失眠而致阳痿者,临床不乏其人。人之寝寐由心主宰。宋·邵康节说:"大惊不寐""大扰不寐""大喜不寐",说的是五志过极是长期失眠重要的直接原因。心神不宁,神

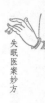

不安宅,或由心及脾,或由心及肾,或由心及胆,皆可形成顽固失眠性阳痿。喻嘉言所谓"心为情欲之府"是也。无论是归脾汤之治心脾气虚性阳痿,天王补心丹合交泰丸之治心肾不交性阳痿,或安神定志丸之治心胆气虚性阳痿,总以治心为其始末,心宁则神安,神安则归宅,归宅则思情欲矣。

验案 2

张某,男,30 岁。2002 年 1 月 29 日初诊。早泄 10 年,性交不足 1 分钟即射精,婚前有手淫史。平时汗多,失眠多梦,勃起欠佳,性欲低下,腰酸,舌苔薄白,脉细弦。证系气阴双亏,阴虚则相火妄动,射精过快,气虚则卫表不固。治以补肾固涩为主。

处方:怀山药 20 克,枸杞子 10 克,桑椹子 10 克,金樱子 10 克,五味子 10 克,煅龙骨 20 克(先煎),煅牡蛎 20 克(先煎),山茱萸 10 克,泽泻 10 克,川续断 10 克,沙苑子 10 克,炙黄芪 10 克,白及 10 克。7 剂,水煎服,每日 1 剂。

二诊:患者服药 7 剂仍早泄,多汗失眠,脉细弦,舌质红、苔薄白。治宜滋阴降火,固肾涩精。

处方:生地黄 15 克,连翘 10 克,五味子 9 克,青龙齿 10 克(先煎),酸枣仁 15 克,枸杞子 10 克,川续断 10 克,沙苑子 10 克,桑椹子 10 克,煅牡蛎 20 克(先煎),覆盆子 10 克,莲子 15 克。7 剂,水煎服,每日 1 剂。另口服玉屏风口服液,每次 1 支,每日 2 次。

三诊:患者服药后失眠明显改善,余症未见进退,舌质偏红、苔薄白,脉沉细。上方加干石斛 15 克、麦冬 10 克。7 剂,每日 1 剂,水煎服。

四诊:药后勃起功能增强,性交时间延长,多汗、失眠等症状已显著减轻,性欲较低,给予二地鳖甲煎。

处方:生地黄 10 克,熟地黄 10 克,牡丹皮 10 克,丹参 10 克,石斛 10 克,天花粉 10 克,五味子 10 克,枸杞子 12 克,川续断 10 克,煅牡蛎 20 克(先煎),白芍 10 克,金樱子 10 克,菟丝子 10 克。

上方加减治疗 1 月余,诸证悉除,随访 1 年未复发。

【诊疗心法要点】据患者的病史特点,结合多汗、失眠、腰酸及脉象,诊为气阴双亏证,通过补肾益气、安神固涩等中药内服,不仅治好了患者的早泄、阳痿证,而且患者多年的失眠、多汗症状一并治愈。经过1年的随访观察,疗效稳定。本例所以取得较好疗效,首先辨证准确,用药合理;另外,适当配合性教育,缓解患者焦虑急躁的心理,也是重要的因素。(金保方,李相如,周翔,2008年第5期《南京中医药大学学报》)

翁维良验案3则

验案1

某男,32岁。2008年7月15日初诊。头晕1年余,体检发现血压增高,当时为160/100毫米汞柱,几次复查血压均在150~160/90~100毫米汞柱,曾服复方降压片,每日1片,血压在130~140/80~90毫米汞柱波动。现失眠,头晕,心烦,易怒,工作忙或者着急时血压升高,大便偏干,舌质红、舌苔黄,脉弦而有力。有烟酒嗜好,其父有高血压病。今测血压150/90毫米汞柱。西医诊断:高血压病2级。中医诊断:眩晕。辨证属肝火上炎,肝阳上亢。治宜清肝泻火,平肝潜阳。

处方:天麻15克,钩藤20克(后下),黄芩15克,生地黄12克,决明子15克,野菊花12克,栀子12克,川牛膝12克,泽泻15克,酸枣仁15克。

二诊:前方连服7剂,头晕症状减轻,心烦也有好转,睡眠仍差,大便已不干,舌质红、苔薄黄,脉弦,血压135/80毫米汞柱。仍宗前方,加合欢皮30克。

三诊:又进7剂,睡眠有好转,仍有心烦,工作紧张或长时间在电脑前工作(3小时以上)血压就会升高,舌质红、苔薄黄,脉弦。

处方:天麻15克,钩藤20克(后下),龙胆草12克,栀子10克,胡黄连10克,黄芩12克,决明子15克,酸枣仁15克,合欢皮20克,五味子10克,川牛膝15克,珍珠母30克(先煎)。

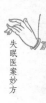

四诊：前方又进7剂，药后心烦明显减轻，血压趋于正常，睡眠有好转，舌质红、苔薄，脉弦，血压130/80毫米汞柱。因工作忙要求改服成药。

处方：牛黄降压丸，每日3次，每次1丸；愈风宁心片，每日3次，每次5片。

【诊疗心法要点】高血压可归属于中医"眩晕""头痛"范畴，情志过极是导致高血压病的重要原因之一，长期精神紧张，肝郁不舒，肝气郁结而化热化火，导致肝火上炎，肝阳上亢。《黄帝内经》云："诸风掉眩，皆属于肝。"刘完素《素问玄机原病式》认为本病的发生是由于风火，曰："风火皆属阳，多为兼化，阳主乎动，两动相搏，则为之眩晕。"华岫云按《临证指南医案》云："头为诸阳之首，耳目口鼻皆系清空之窍，所患眩晕者，非外来之邪，乃肝胆之风阳上冒耳。"翁教授认为，高血压病初期，病理因素为风、阳，多属于实证、热证，病位主要在肝，患者表现为头晕头痛，口干口渴，目赤，便秘尿黄，烦躁易怒，舌红、苔黄、脉弦数或弦滑有力。治宜平肝潜阳，清热降火，方为龙胆泻肝汤加减。本例患者为青年男性，平素工作紧张，临床表现为肝火上炎、肝阳上亢证，虚证不显。治疗以清肝热、平肝阳为主，方为龙胆泻肝汤加减。二诊时症状好转，而睡眠较差，加合欢皮以解郁安神。三诊患者有心烦，肝火未清，故加龙胆草清肝热，珍珠母潜阳安神。四诊患者症状缓解，血压稳定，暂改用成药。翁教授认为，高血压病表现为肝热上冲实证时，不用苦寒药（龙胆草、黄芩、栀子等）不能清其火且不易收到降压效果。但久用、重用苦寒药物易伤阴败胃，故不宜久用，并应配合养阴健脾药，如生地黄、陈皮等。龙胆草性味苦、大寒，本患者初诊未用该药，就是考虑到苦寒药的伤阴败胃作用。而三诊患者仍肝火炽盛，故加该药顿挫热邪，症状好转后，改用成药。肝体阴而用阳，本患者未用柴胡，恐用之截肝阴，俾肝火更盛。

验案2

某女，58岁。2009年3月12日初诊。高血压病已30年，血压最高达180/110毫米汞柱，服过多种西药，血压控制在130~150/80~90

毫米汞柱,近2年来,头晕头痛,心烦失眠,右手脚麻木,足跟痛,腰酸乏力,舌质暗红、苔薄,脉弦细,曾做CT检查示:腔隙性脑梗死。今测血压140/90毫米汞柱。西医诊断:原发性高血压病3级,中医辨证属阴虚阳亢,瘀血阻滞。治宜滋阴潜阳,活血化瘀。

处方:天麻12克,钩藤15克(后下),黄芩15克,生地黄15克,生杜仲12克,女贞子15克,桑寄生15克,广地龙12克,川牛膝15克,红花15克。7剂,水煎服,每日1剂。

二诊:前方服7剂,头痛减轻,而手足麻木不减,腰酸乏力,足跟痛,睡眠早醒,舌质暗红、苔薄,脉弦细,血压130/85毫米汞柱,仍宗前法加减。

处方:天麻12克,钩藤12克,生杜仲12克,川牛膝12克,桑寄生12克,广地龙15克,川芎15克,红花15克,赤芍15克,桃仁12克,路路通15克,络石藤20克,生地黄15克。14剂,水煎服,每日1剂。

三诊:上方连服14剂,手足麻木有所减轻,足跟痛好转,仍有头晕头痛,睡眠差,易早醒。血压130/85毫米汞柱,舌质暗红、苔薄,脉弦细。前方加决明子15克、白薇12克。14剂,水煎服,每日1剂。

四诊:再服14剂后,头晕头痛、腰酸乏力明显好转,手足麻木减轻,心烦时有加重,睡眠仍较少,每日睡5~6小时,纳食差,舌质暗红好转,苔薄,脉弦细,血压130/80毫米汞柱。治宜滋补肝肾,活血通络。

处方:天麻12克,钩藤15克(后下),生地黄12克,黄连10克,川芎15克,红花15克,赤芍15克,桃仁12克,路路通15克,络石藤20克。

【诊疗心法要点】疾病日久、热伤阴或老年肝肾不足,形成阴虚阳亢。《灵枢》云:"髓海不足,则脑转耳鸣,胫酸眩冒。"华岫云按《临证指南医案》认为眩晕之下虚者,必从肝治,补肾滋肝,育阴潜阳,镇摄之治也。张锡纯认为肝肾阴虚致肝阳上亢是眩晕发生的病理机制,创建镇汤等,以滋补肝肾阴血,加介壳类药物镇肝潜阳。翁教授认为,肝肾阴虚、肝阳上亢证临床表现头晕头痛,耳鸣眼花,失眠多梦,腰酸腿软,四肢麻木,舌质红、苔薄黄,脉沉细。治宜平肝滋肾,方选天麻钩藤饮或杞菊地黄汤加减。本例患者病史长,上盛症状明显,有头晕头痛,心烦失眠,下虚症状亦明显,有腰酸,足跟痛,并且出现了络脉瘀阻的手足麻木症状,所以治疗当标本兼治。本方以天麻、钩藤、黄芩清热平肝,以生地黄、生杜仲、女贞子、桑寄生、川牛膝滋补肝肾。二诊时上盛下虚症状减轻,而手足麻木不减,说明活血化瘀之品不足,故加用赤芍、红花、桃仁等。此后患者血压基本平稳,症状减轻,治法不变,原方微作调整。翁教授亦认为络病是高血压发病机制的重要方面,络病的虚(络中血虚、气虚)、实(络中血瘀、浊毒内蕴),与高血压病本虚标实的发病机制具有一致性。在临床上高血压病患者常常有口唇色暗,舌下络脉青紫等末梢循环障碍的症状,这些正是络病的表现。久病入络,患者的舌象有不同程度的瘀阻表现,并且随病程的延长而加重,这一点也证明了高血压病与络病在临床表现上具有一致性。在治疗上,翁教授认为在中医辨证的基础上,配合活血通络药物,可提高疗效。本例患者运用了广地龙、路路通、络石藤3味通络药物。广地龙咸寒,清热通络,对预防中风有重要作用;路路通苦、辛、平,功能祛风通络,活血理气止痛,《本草纲目拾遗》曰:"其性大能通十二经穴。"络石藤苦、微寒,祛风通络,凉血消肿。两药具有活血通络,对缓解头晕头痛等症状和降低血压均有一定作用。

验案3

某女,62 岁。2008 年 4 月 6 日初诊。患者睡眠不安,梦多,头痛,腰痛,双下肢酸重,时喉中有痰,舌质红、苔黄厚腻,脉弦。高血压病 2 年,血压波动不稳。今测血压 150/90 毫米汞柱。辨证为瘀痰阻滞,肾气不足。治宜活血祛痰,兼以补肾强腰膝。

处方:天麻 12 克,钩藤 12 克(后下),葛根 15 克,丹参 15 克,赤芍 12 克,郁金 12 克,土茯苓 15 克,黄芩 12 克,荷叶 15 克,决明子 12 克,全栝楼 15 克,杜仲 12 克,狗脊 12 克。

二诊:睡眠好转,头痛消失,乏力,近 4 天受冷后肠鸣、腹泻,舌质红,苔厚转薄,脉弦。血压有所好转,今测血压 140/80 毫米汞柱。因患者近有腹泻,故今以健脾利湿为治。

处方：天麻 12 克，焦山楂 15 克，焦麦芽 15 克，焦神曲 15 克，薏苡仁 15 克，佛手 12 克，玫瑰花 10 克，法半夏 10 克，白术 12 克，茯苓 15 克，厚朴 10 克，五味子 10 克，陈皮 10 克，杭白芍 12 克。

三诊：已无腹泻。今日血压有波动，测血压 145/90 毫米汞柱，心率 64 次/分。因脾胃症状好转，故今仍以补肾、活血、祛痰为法治疗，服初诊方。

【诊疗心法要点】脾主运化，多食肥甘厚味、素体脾虚、形肥痰多，均可致痰湿中阻，清阳不升而出现眩晕。《金匮要略》的痰饮内停诸证，方如苓桂术甘汤、泽泻汤、小半夏汤等均为治疗眩晕名方。朱丹溪有"无痰不作眩"之说，认为治痰之本是燥脾湿、实脾土，以二陈汤为基本方，再结合痰的不同性质、病位给予配合用药。李东垣认为恶心呕吐、不食、痰唾稠黏、眼黑头眩、目不能开……即是脾胃气虚、痰浊上逆之眩晕，以半夏配合天麻治疗眩晕，认为"足太阴痰厥头痛，非半夏不能疗；眼黑头眩，风虚内作，非天麻不能除"。翁教授认为，痰湿与血瘀互结，形成痰瘀互阻证，临床症状如头晕、头如裹，恶心欲吐，腹泻痞满，眠多，舌暗、舌苔白腻，治宜健脾利湿，活血化痰。方如温胆汤、半夏白术天麻汤(《医学心悟》方)等。翁教授认为脾虚是形成痰湿的关键，用药常以陈皮、半夏祛痰，配合白术、茯苓健脾。本患者有上盛之头痛、睡眠不安、梦多、舌红等，有下虚之腰痛，有痰浊之喉中痰鸣、苔黄厚，治疗以祛痰湿活血补肾法。二诊时患者受寒后腹泻，则更为脾虚佐证，故加强了健脾祛痰湿之品。经上述治疗后，患者血压有所缓解，临床症状减轻。（于大君，2011 年第 10 期《中华中医药杂志》）

高上林验案 3 则

验案 1

李某，女，27 岁，学生。2011 年 10 月 17 日初诊。诉反复胃痛半年，与进食无明显关系，与情绪波动相关，嗳气，纳差，失眠多梦，便溏，小便调，舌胖大，脉弦细。患者未婚，平素性格内向，既往月经规律，末

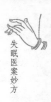
失眠医案妙方

次月经 2011 年 10 月 2 日,5 天干净,量、色可,无腹痛及血块。证属肝郁脾虚。治宜疏肝解郁,健脾益气。方用四逆散加味。

处方:柴胡、白芍、姜半夏、厚朴、炙甘草各 10 克,枳壳、党参各 12 克,炒白术、茯苓各 15 克,广木香 6 克,炒山药 30 克。每日 1 剂,分 2 次温服,早饭后半小时服药约 2/5,晚上临睡前服药约 3/5。服药 6 天,停药 1 天。嘱其注意饮食,调情志。

二诊(10 月 24 日):胃痛发作频率减少,余症同前。舌胖大,脉弦细。守上方,去广木香,6 剂。

三诊(10 月 31 日):胃痛减轻,纳渐佳,夜休可,二便调,舌淡红、苔薄白,脉细。继用上方去广木香,柴胡调整为 6 克。

6 剂后,胃痛愈。

【诊疗心法要点】本病病位在胃,涉及肝脾,病初以肝郁气滞为主,继之以肝郁脾虚、肝郁湿阻、肝郁胃热为多见,久病则出现痰瘀互结等证。其中脾胃中虚是病理基础,而气机不畅则是病机关键。因此"健脾理气,通滞和胃"则是治疗本病的关键,而四逆散的运用体现了高老"治胃不疏肝,其功不过半"的学术思想。

验案2

韩某,29 岁,已婚。2008 年 8 月 18 日初诊。月经提前 10 天已 1 年余,周期为 20 ~ 22 天,经量少、色红、质稠,行经 3 ~ 4 天,经前伴有颜面痤疮,失眠,口渴,心烦,大便秘结,小便可,舌红、苔黄,脉滑数。患者喜食辛辣,热伏冲任,迫血妄行,故先期而至。热邪耗伤津液故口渴、心烦、失眠、便秘;痤疮、舌质红、苔黄为里热内盛之象。治宜调补冲任、养血填精,兼清热凉血。方用四物汤加味。

处方:生地黄 15 克,当归 10 克,白芍 10 克,川芎 10 克,牡丹皮 15 克,地骨皮 15 克,炙甘草 10 克,麦冬 15 克,知母 10 克,姜半夏 10 克,连翘 12 克,山药 30 克。6 剂,水煎服,每日 1 剂。

二诊:服 6 剂后,睡眠好转,口渴减轻,大便偏软,无其他不适,舌红、苔白,脉细数。上方加芡实 30 克,再服 7 剂。月经来潮,经量中等,经前及经期症状减轻,服用黑逍遥散 3 剂,以增加月经量。月经后继续服用上方并略有出入,月经较前提前 4~5 天,经期改服黑逍遥散,经量较之前明显增多。第 3 个月继续用上法,月经提前 2~3 天,经期继续服黑逍遥散,经量接近正常。后随访 3 个月,月经未再提前过 2 天。

验案 3

侯某,女,未婚,26 岁。2008 年 4 月 8 日初诊。近 1 年来月经提前 7 天,经期 5 天,经量多、色淡、无血块,平素全身乏力,倦怠思卧,腰酸痛,饮食不佳且午后腹胀,眠差,舌淡红、苔薄白,脉细数。经间期阴道见粉红色排泄物 1~2 天已有 2 年。患者素体虚弱加已在超市冷冻食品组工作 3 年,导致寒伤脾肾阳气,气血亏虚,冲任受损,无力摄血,血不归经而月经先期。治宜调补冲任,益气摄血。因患者末次月经为 3 月 23 日,初拟归脾汤加味 6 剂,嘱暂离阴冷的工作环境。服药期间月经来潮,沿经期益气养血思路,圣愈汤加味治之。

处方:黄芪 20 克,党参 15 克,当归 10 克,熟地黄 15 克,川芎 10 克,白芍 10 克,炙甘草 10 克,麦冬 15 克,白术 15 克,姜半夏 10 克,川续断 15 克,陈皮 15 克,山药 30 克。

二诊:服 6 剂后自述腰痛明显减轻,行经 4 天且饮食增加,睡眠无大的改善,舌红、苔薄白,脉沉细。继前方改黄芪为 30 克。

三诊:服 12 剂后腰痛消除,夜眠 6~7 小时,全身乏困减轻,服归脾汤原方去木香,加陈皮 15 克、山药 30 克,助健脾益肾之功,此间未出现经间期出血现象。

四诊:服 6 剂后月经来潮,提前 3 天,经量适中且色鲜红,无其他不适。

此后,非经期,服归脾汤加味 2 个月健脾益气,养心补血,半年后改口服归脾丸,每次 8 粒,每日 2 次。半年后随访,月经期均如期而至。

【诊疗心法要点】高老在治疗疑难杂症的复方中值得提倡的是常运用反佐法,月经先期病更亦然。月经先期的病机,总体属于致病因素使脾失统摄,肝失疏泄,肾失封藏而冲任不固,肝为藏血之脏,冲脉之本。患者行经期虽 3~7 天,经量成崩之状,冲任气虚致血脱之象明显,常处圣愈汤合补中益气汤加减,煎汤每日兑服阿胶珠 15 克,达补气摄血固脱之效。高老先生用药规律在形成寒热药物配伍中寒而不凝、温而不燥、处方轻盈灵动的学术思想在治疗月经先期病中得到很好的体现,按气机升降循行及五脏补泻宜忌、六腑通降和顺要旨,谨守病机,各司其属,出奇制胜。(唐远山,2013 年第 1 期《四川中医》)

郭文勤验案 1 则

验案

黄某,女,12 岁,学生。1998 年 11 月 5 日初诊。主诉:心慌、胸闷、气短、乏力 2 个月,活动后气短明显,经多功能心电检测及化验检查,诊断为病毒性心肌炎并住院治疗月余,效果不佳,遂来门诊求治。现仍心慌心悸、胸闷,时感心前隐疼、气短、乏力,活动后明显加重。形体消瘦,面色少华,夜寐不宁,心烦易惊,手足心热,纳少,舌质淡红、苔薄白,脉细数而结,心率 116 次/分,节律不齐,早搏 8~10 次/分。心电图示:窦性心动过速,频发室性早搏。心电频谱示:心肌供血不足,心肌抗体(+)。心肌酶:谷氨酰转肽酶增高,碱性磷酸酶增高。中医辨证属气阴两虚。治宜益气养阴。

处方:党参 15 克,艾叶 15 克,麦冬 15 克,五味子 15 克,黄芪 30 克,龙骨 20 克,牡蛎 20 克,当归 10 克,白芍 25 克,金银花 15 克,连翘 15 克,鸡内金 15 克,远志 15 克,青礞石 12.5 克,生姜 10 克,大枣 3 枚。

服上方 7 剂,心悸心慌症大见好转,胸闷、气短、乏力亦见改善,心率 102 次/分,早搏 4~5 次/分,食欲见增,舌质淡红、苔薄白,脉细数。继前方改党参为红参 10 克,黄芪增至 40 克,再服 4 剂。

三诊(11 月 26 日):心悸心慌已消失,无胸闷胸痛,体力渐复,气稍短,夜寐安宁,食欲大增,面色红润,早搏偶发,脉沉有力,继前方去青礞石,加茯苓 15 克,续服 14 剂。

再诊,诸证皆平。心电图示:正常范围。随访半年,病已痊愈。

【诊疗心法要点】心肌炎病位在心,气阴两虚见证颇多。郭老师治疗本病,以中医辨证凡属气阴两虚型(慢性期或恢复期),以益气养阴为主,同时配以清热解毒之品,使邪毒尽去,标本兼顾,攻补兼施。拟人参芍药散加减,每获良效。人参芍药散出自李东垣《脾胃论》,为治"脾胃虚弱,气促憔悴"之方。有补中益气、养胃生津之功效。方中红参补元气、益心气、补脾益肺安神;艾叶补脾气;麦冬、白芍益胃生津,润肠通便;防止辛燥伤阴,五味子益气生津,补肾养心,收敛耗散之气。(姜延,王绍兵,2000 年第 1 期《黑龙江中医药》)

郭诚杰验案 1 则

验案

某女,40 岁,工人。1980 年 5 月 6 日初诊。双乳疼痛,发现肿块 6 年。始于 6 年前人流后,出现月经后期,双乳逐渐增大,伴有疼痛,经西安某院就诊,拟"乳腺增生病"予中药治疗后,疼痛有所缓解,但停药后疼痛又作。近 3 年来,每次经前 15 天起,自感舌尖发麻、舌根强硬,两颌下淋巴结肿大,经期第 2~3 天夜间,口中有咸味兼见心烦约 1 小时,吐出血液计 10 毫升。平素性急易怒,现月经延期,经量少、色淡,每于经前、生气、劳累后双乳疼痛加重,伴前额痛,不易入睡,多梦,目眩耳鸣,腰膝酸软,胸胁胀痛,口苦咽干。检查见形体消瘦,面色少华,双乳外观无异常,乳头无溢液,左右乳外上象限均扪及 4.5 厘米×3.5 厘米的片状包块,质地中等,边界清,压痛明显,活动度大,表面光滑,颈腋下淋巴结增大。舌质红而少津、苔薄白,脉弦细。辨证为肝肾阴虚,冲任失调。治拟滋补肝肾,调摄冲任。

治疗:取天宗、肩井、肝俞、肾俞和屋翳、膻中、三阴交、太溪,予补虚泻实手法,两组穴交替使用,每日 1 次,10 次为 1 个疗程,休息 4 天后继续下 1 个疗程。

连针 5 个疗程后,经前乳痛消失,肿块缩小至 0.5 厘米×0.5 厘米,无压痛,经期口中无异味,不再心烦吐血,但尚有咽干、入睡困难、腰酸等症,故再针刺 2 个疗程后,悉症均瘥,2 ~ 3 年后随访,未再发病。

【诊疗心法要点】诊治中郭老坚持倡导辨证论治为前提,强调从"气"着手,肝胃并治,兼调冲任。本案辨证为肝肾阴虚,冲任失调。屋翳位于乳上,膻中处于乳旁,二穴舒通乳部经气,活血、散结祛瘀、止痛,肩井、肝俞疏肝解郁,畅肝经之气,天宗通经活络,治乳疾功著。(刘坚,郭英民,2000 年第 2 期《上海针灸杂志》)

唐祖宣验案 2 则

验案 1

唐某,男,51 岁。平时伏案少动,熬夜频繁,经常失眠、多梦。3 年前查体时发现高血压,血压持续在 170 ~ 190/100 ~ 120 毫米汞柱。冬季以来,常阵发心前区刺痛。后因劳累过度,加之情志不舒,骤发胸背刺痛,大汗淋漓,面色苍白,四肢厥冷,手足青紫,处于昏迷状态,急送某医院,诊为心肌梗死。经吸氧、输液等抢救措施,3 日后脱险,后入我院住院治疗。先后用活血化瘀、祛湿化痰、育阴潜阳等法治之,症状时轻时重。症见:面色青黄,剧痛难忍,背冷恶寒,汗出不止,发凉。色呈青紫,舌淡、苔白多津,脉沉细。证属阴寒内盛,胸阳不振,背恶寒尤为突出。投附子汤加味以观疗效。

处方:红参、炮附子各 10 克,白术、川芎各 15 克,白芍、茯苓、薤白各 30 克,急煎频服。

服药须臾,汗止,精神好转,疼痛减轻,2 剂后背冷减轻,疼痛消失,以上方继服 40 剂,心绞痛未再发作,背冷消失,血压稳定在 104 ~ 150/90 ~ 100 毫米汞柱。能上班工作。

【诊疗心法要点】胸痹多为现代医学的冠心病、风心病、肺心病、心绞痛等疾患,唐祖宣老师据症凭脉,认为此类疾病都具"虚不受补,实不受攻"之共同点,强调"有阳则生,无阳则死"。"心脏疾患病至后期其共同病机为心、肺、脾、肾阳气不足,命门火衰为本,邪气有余为标,形成本虚标实之疾,温阳祛邪,方可收功"。冠心病伴心绞痛乃虚中夹实症,用温阳益气、活血化瘀法,而炮附子为温肾阳之主药。

验案2

许某,男,62岁。2006年8月21日初诊。久有心烦失眠之症,常觉头晕目眩,近1年来大便干结,小便频数,时昏不知人,骂詈不休,胸胁痞闷,舌红少津、边有瘀斑、苔薄黄,脉弦细。此乃津液不足,大肠干燥,肝胆失于条达,肺失宣降,瘀热上犯,上蒙清窍所致。治宜泻火逐瘀,润燥滑肠。

处方:大黄9克(后下),杏仁、白芍、火麻仁、枳实、厚朴各15克,蜂蜜60克(冲服)。3剂,每日1剂,水煎服。

二诊:服上方3剂后,泻下干便,神志清楚,继服2剂,又泻3次,诸证好转,用上方改汤为丸,调治而愈。

【诊疗心法要点】笔者常以本方加减治疗老年精神病,重用火麻仁、蜂蜜,白芍用量15~30克。治疗脑血栓形成患者大便不通,以大黄为君,用量在9~15克,多能取效。麻仁丸之证治,仲景仅为治脾约而设,实际功能远不限于此。笔者临床实践体会到,凡邪在肠胃、津液不足引起的烦躁、失眠,由大便干燥、浊气不降所致的高血压病、咳喘、小便频数之消渴、便秘等症,皆可以此方加减施治,辨证要点为肠燥便秘。抓起要领,不受西医各种病名之限,投之能收异病同治之效。唐老常谓:麻仁丸乃属缓下之剂,凡津枯便秘,邪郁肠胃者用此方多能取效,尤对年老体弱患者,本方既可祛其邪之有余,又可补其津之不足,于祛邪之中兼扶正之义。临床中,我们常改丸为汤,其效更捷。掌握药物的煎服,是提高疗效的关键,火麻仁、杏仁质润多脂,不宜久煎,大黄以后下为宜,蜂蜜兑于药物内混匀频服,才能收到预期的效果。(高桦林,彭勃,唐祖宣,2010年第4期《湖南中医杂志》)

阎洪臣验案 1 则

验案

常某,女,39 岁。2012 年 3 月 19 日初诊。双侧乳房及胸胁胀痛,触之痛甚有肿块,乳痛和肿块随月经周期及情绪变化而加重。平素烦躁易怒、口苦多梦,易醒,醒后不易入睡,月经提前、量少、暗红有块,舌暗微红、苔厚黄腻,脉弦滑。乳房彩超示:双侧乳腺腺体层厚度左侧 0.9 厘米、右侧 0.7 厘米,双侧乳腺腺体结构紊乱、内部回声欠均匀。西医诊断:乳腺增生。中医诊断:乳癖。证属痰瘀互结。治宜疏肝消痰,化瘀散结。

处方:柴胡 15 克,川芎 15 克,枳壳 15 克,香附 15 克,陈皮 12 克,厚朴 10 克,白芍 15 克,清半夏 10 克,三棱 10 克,莪术 15 克,栝楼皮 15 克,牡丹皮 15 克,焦栀子 10 克,甘草 10 克。10 剂,水煎 2 次取汁 300 毫升,早晚饭后分服。

二诊(3 月 29 日):双侧乳房及胸胁胀痛、口苦减轻,烦躁,多梦,易醒,醒后不易入睡,月经提前、量少、暗红有块,舌暗微红、苔薄腻,脉弦滑。上方加郁金 10 克、龙齿 50 克(先煎)。10 剂,服法同上。

三诊(4 月 9 日):乳房彩超示:双侧乳腺腺体层厚度左侧 0.4 厘米、右侧 0.32 厘米,双侧乳腺腺体结构紊乱、内部回声欠均匀。双侧乳房及胸胁胀痛、口苦较前明显减轻,时有烦躁,多梦、易醒、醒后不易入睡稍改善,余症同前。上方加夜交藤 30 克、远志 10 克。10 剂,服法同上。

四诊(4 月 19 日):多梦、易醒、醒后不易入睡较前明显改善,口苦消失,余症同前,上方去牡丹皮、焦栀子。10 剂,服法同上。

五诊(4 月 29 日):乳房彩超示:双侧乳腺腺体层未见异常。无明显不适。上方继续服药 15 剂,以巩固疗效,3 个月随访未再复发。

【诊疗心法要点】乳腺属肝经,此例乳腺增生为肝郁气滞、气血交阻而成,所以运用柴胡疏肝散疏肝理气,气行则血行;加三棱、莪术破

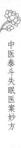

血祛瘀,行气止痛。诸药合用,共奏理气活血、祛瘀止痛之功。(许永贵,1985 年第 5 期《吉林中医药》)

蔡淦验案 1 则

验案

高某,女,39 岁。2009 年 11 月 26 日初诊。患者平素胸闷心悸,劳累后加重,脘腹作胀,进食油腻则大便易溏,夜寐不安,经门诊中药治疗后,症情减轻。苔薄、有裂纹,脉细。证属心脾两虚,肝木乘侮,瘀阻脉络。治宜养心健脾,疏肝和胃,活血通络。时值冬令,拟以膏代煎,缓图其功。

处方:太子参 300 克,白芍 150 克,白术 150 克,茯苓 150 克,生甘草 60 克,半夏 100 克,陈皮 60 克,川黄连 30 克,吴茱萸 20 克,木香 100 克,砂仁 30 克,白豆蔻 30 克,延胡索 150 克,郁金 120 克,佛手 100 克,浙贝母 120 克,大枣 200 克,扁豆衣 100 克,煅瓦楞 300 克,海螵蛸 300 克,丹参 150 克,木蝴蝶 60 克,山药 300 克,补骨脂 150 克,炒防风 120 克,葛根 150 克,淮小麦 300 克,黄芩 120 克,鸡血藤 150 克,麦冬 150 克,肉豆蔻 120 克,生薏苡仁 150 克,檀香 60 克,煨诃子 150 克。上药浸一宿,武火煎取三汁,沉淀沥清;文火收膏时,加入阿胶 300 克、冰糖 250 克、饴糖 250 克,熬至滴水成珠为度。每日早晚各服一汤匙,温开水调送。

随访:患者服膏方 1 剂后,胃纳馨香,夜寐较安,大便已实,精神振作。

【诊疗心法要点】劳倦思虑过多,则可损伤心脾。心伤则阴血暗耗,气血运行受阻,瘀阻脉络,故而胸闷心悸;脾伤则无以生化精微,不能上养心神,神不守舍,以致夜寐不安。肝气横逆,可乘脾犯胃;脾胃失健,则肝木相侮,而见脘腹作胀,大便溏薄之症。故此案乃由心脾两虚、肝木乘侮、瘀阻脉络所致。治以养心健脾、疏肝和胃、活血通络之法。膏方以香砂六君子汤、参苓白术散健脾益气,和胃化湿,冀脾胃运化强健,气血之源得充;合甘麦大枣汤养心安神,丹参饮活血祛瘀,使气血通畅,心神得宁。其中太子参、麦冬益气养阴,延胡索、郁金、佛手、木蝴蝶等行气疏肝,浙贝母、煅瓦楞、海螵蛸等消痰散结,川黄连与吴茱萸、半夏同用,辛开苦降,能清肝泻火、消痞散结。葛根一味,其气轻浮,能鼓舞胃气上行,疏通胃肠,配炒防风、白术,以成升阳除湿之法,伍黄芩、川黄连,可清胃肠之湿热。脾虚已久,可累及肾阳,故用补骨脂、肉豆蔻、吴茱萸以温补脾肾,则肾暖脾温,大肠得固而运化复常。合而为用,标本兼顾,使脾胃健运,心血畅行,肝气条达,以恢复阴阳平衡。(陈明显,丛军,蔡淦,2011 年第 5 期《中华中医药学刊》)

裴正学验案 4 则

验案 1

某男,30 岁。外感后半月失眠头昏,心烦急躁,食纳不佳,目赤口苦,小便黄溺,大便干燥,舌质红、苔白,脉弦数。血压:120/80 毫米汞柱。诊断:失眠。辨证:外感后邪客少阳,胆火上扰,心神不宁。治则:疏泄少阳,镇静安神。方拟柴胡加龙骨牡蛎汤、酸枣仁汤。

处方:柴胡 10 克,黄芩 10 克,半夏 6 克,党参 10 克,甘草 6 克,生姜 6 克,大枣 6 克,龙骨 15 克,牡蛎 15 克,酸枣仁 15 克,川芎 10 克,知母 10 克,茯神 10 克,夜交藤 15 克,石菖蒲 10 克,浮小麦 30 克。7 剂,水煎服,每日 1 剂。

二诊:服用 7 剂后,失眠好转。加入远志 10 克、丹参 15 克养血安神。

再服 7 剂,诸证好转。

【诊疗心法要点】外感后邪客少阳,相火妄动则失眠,小柴胡汤疏散少阳之邪,龙骨、牡蛎重镇安神,甘麦大枣汤治疗脏躁不安,酸枣仁、川芎、知母养血安神,三方合用则失眠治愈。裴老认为柴胡加龙骨牡蛎汤、甘麦大枣汤能够调节植自主经功能紊乱。

验案 2

患者,男,41 岁。失眠头痛,烦躁不安,有时到处乱跑,胡思乱想,甚则癫狂,毁物打人。舌红、苔黄腻,脉弦紧。诊断:失眠,精神分裂症。中医辨证:肝火夹痰,热扰神明。治则:清肝泻火,重镇安神。方拟生铁落饮加复方酸枣仁汤。

处方:天冬 10 克,麦冬 10 克,丹参 15 克,北沙参 15 克,党参 15 克,玄参 15 克,浙贝母 15 克,代赭石 15 克,法半夏 10 克,茯神 10 克,远志 10 克,炒酸枣仁 15 克,朱砂 2 克,石菖蒲 15 克,钩藤 15 克,连翘 15 克,柏子仁 15 克,夜交藤 15 克,陈皮 6 克,生铁落 100 克(先煎 1 小时,用铁水煎药)。

二诊:服用上方 30 余剂,失眠烦躁好转,情绪稳定。注意力能够集中。

效不更方,守方服用百余剂,病情稳定。

【诊疗心法要点】相火妄动,热扰神明,除药物治疗外,还需配合心理疏导,生活环境的改变,效果会更好。生铁落饮滋阴养血,重镇安神,为治疗精神分裂症之名方。生铁落饮方出《医学心悟》,用于痰火扰心、阴血不足之失眠癫狂,生铁落煎 5 分钟,取此水煎药,具有化痰开窍、宁神定志之功。有学者用生铁落饮加味治疗躁狂症 48 例,愈显率 85.4%,疗效确切,且能明显拮抗西药的副作用。

验案 3

某女,35 岁。长期失眠,头昏头晕,多梦易醒,心悸健忘,疲倦乏力,面色无华,舌质红、苔白,脉细弱。血压 90/60 毫米汞柱,血红蛋白 96 克/升。诊断:失眠;低血压;贫血。辨证:心脾两虚症。治则:补益心脾,安神镇静。方拟归脾汤加酸枣仁汤。

处方:当归 10 克,白术 10 克,黄芪 15 克,党参 15 克,甘草 6 克,茯神 10 克,远志 10 克,酸枣仁 15 克,木香 6 克,龙眼肉 10 克,川芎 6 克,知母 15 克,合欢花 10 克,夜交藤 15 克,阿胶 10 克(烊化),生龙骨 15 克,生牡蛎 15 克。

二诊:服用 14 剂后,失眠心悸好转,胃脘胀满纳呆,舌苔白滑腻,于上方中加入香砂六君子汤治愈。

【诊疗心法要点】心脾两虚,脾不统血,心神失养,则失眠健忘,归脾汤引血归脾,酸枣仁汤安神镇静。《类证治裁·不寐》"思虑伤脾,脾血亏损,经年不寐"。故心脾不足之血虚,可致不寐。

验案4

某女,60岁。失眠头昏,健忘多梦心悸。心前区不适,胸闷气短,腿软,出汗怕冷,乏力,舌质红、苔白,脉弦迟弱。血压:160/100毫米汞柱。心脏彩超示:冠心病。西医诊断:高血压动脉硬化冠心病;失眠。中医辨证:心阴亏虚,心血瘀阻,心神失养,则失眠健忘。治则:益气养阴,活血化瘀,安神镇静。方拟天王补心丹加冠心二号、复方酸枣仁汤。

处方:天冬10克,麦冬10克,当归10克,生地黄10克,酸枣仁15克,柏子仁15克,远志10克,太子参15克,北沙参15克,党参15克,茯神15克,桔梗20克,朱砂2克,五味子3克,降香10克,红花6克,赤芍10克,川芎10克,丹参15克,知母15克,夜交藤15克。

二诊:服用14剂后,失眠、心悸、头晕稍好,胸闷气短减轻,仍怕冷出汗,乃阴阳两虚,心神不安,上方去掉天王补心丹,加二仙汤、半夏6克、羌活10克、香薷10克、炒薏苡仁15克、木贼草10克、独活10克、威灵仙10克,继续服用14剂,睡眠明显好转,出汗怕冷减轻,守方继服30余剂,诸证痊愈。

【诊疗心法要点】失眠心悸健忘,头昏头晕,腿软出汗乏力均是高血压动脉硬化之表现。高血压乃水不涵木,虚阳浮越,心神无主,用天王补心丹滋心阴、补心气,二仙汤滋阴壮阳,均用于治本,酸枣仁汤镇静安神以治标,冠心二号活血化瘀是为兼治。半夏、羌活、独活、香薷、炒薏苡仁、木贼草、威灵仙,升阳达于四末,助二仙以壮阳气。五方贯穿其中,综合应用,标本兼治,失眠治愈。(展文国,常娟,2012年第2期《甘肃医药》)

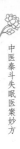
褟国维验案2则

验案1

韩某,女,32岁。2004年6月9日初诊。主诉:发现头顶部一指甲大小脱发区3天。现病史:近1个月来自觉眠差,多梦,有时甚至失眠,3天前晨起梳头时发现左侧头顶部有一拇指甲大小脱发区,伴精神萎靡,眩晕耳鸣,腰膝酸软,舌质红、苔少,脉细数。证属肝肾不足。治宜补肾养肝。药用二至丸加味。

处方:蒲公英30克,丹参30克(后下),桑椹子15克,女贞子20克,墨旱莲20克,益母草15克,牡蛎30克(先煎),生地黄15克,土茯苓20克,布渣叶10克,菟丝子20克,酸枣仁15克,夜交藤15克,生甘草10克。水煎服,每日1剂,分2次服。外搽乌发生发酊及脂溢洗液外洗,经1月半的治疗而愈,1年后随访,未见复发。

【诊疗心法要点】中医学认为精血同源,精血互生,精足则血旺。发为血之余,肾之外候,说明发虽由血滋养,但其生则根源于肾气,因此发的生长与脱发、润泽与枯槁均与肾的精气盛衰有关,若肾精亏虚则发枯不荣甚至脱落。褟教授用加味二至丸平补肝肾、养血生发,方中女贞子、墨旱莲、桑椹子、菟丝子补肝肾、填精血、养发生发;生地黄、丹参、益母草凉血活血;酸枣仁、夜交藤养血安神;牡蛎平潜肝阳;土茯苓、布渣叶清热利湿;蒲公英据现代药理研究,其内含肌醇,有促进毛发生长的作用;生甘草清热调和诸药,使精血之源充足,毛发得以濡养,故肾精足而发生。

验案2

田某,男,36岁。全身弥漫性潮红、轻度脱屑1个月。患者有银屑病病史15年,反复发作。1个月前因朋友聚会饮酒后加重,后在某私人诊所诊治,服药(用药不详)皮疹减轻,停药后复,全身出现大片红斑,皮肤灼热,伴高热、口干,在当地医院住院治疗,给予中药清热泻

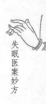

火解毒、西医对症治疗后,皮疹颜色减淡出院。出院后继用上述治疗效不显著,随即来就诊。患者全身皮肤弥漫性潮红,轻度脱屑,瘙痒不著,并伴口干、午后潮热、失眠多梦。检查:全身皮肤潮红,脱屑,皮疹刮之易除,见薄膜及点状出血现象。舌红、苔少,脉细数。诊断:红皮病型银屑病。证属阴虚内热。治宜滋阴清热兼凉血解毒。

处方:生地黄30克,紫草、赤芍、牡丹皮、玄参、麦冬、金银花、石上柏、酸枣仁各15克,乌梅、生甘草各10克。水煎服,每日1剂。

二诊:服用15剂后,午后潮热及口干减轻,上方去乌梅,加玉竹、泽兰各15克。

三诊:继服15剂,口干及脱屑减轻,睡眠好转,皮肤仍潮红,伴胃纳欠佳,上方去玉竹、泽兰、酸枣仁,加山药20克,鸡血藤、茯苓、熟地黄各15克。再服20剂,皮疹明显好转,食欲可。续服20剂,皮疹基本消退。

【诊治心法要点】红皮病型银屑病临证多以热毒炽盛证多见。该例患者平素有银屑病病史,因治疗不当引起红皮病,用清热解毒泻火之剂治疗月余,患者皮疹颜色已变淡,全身有少量脱屑,伴有口干、失眠多梦、舌红、苔薄、脉细略数等阴虚内热之象,此时应改用滋阴清热之法,不可再用苦寒之品耗伤阴液,其后患者皮疹逐渐消退。(吴晓霞,2008年第2期《浙江中医杂志》)

薛伯寿验案5则

验案1

李某,女,78岁,退休干部。2003年10月23日初诊。头痛、失眠1个月,加重10天,伴恶心、呕吐2天。患者1个月前因心情抑闷,头痛,头晕,睡眠差,难以入睡。近10天头痛加重,几乎整夜不能入睡。外院予口服降压药等治疗,症状无明显改善,近2天出现恶心、呕吐。刻症:头痛、头晕,颜面潮红,目赤胀痛,胸闷憋气,喜叹息,恶心欲呕,胃脘胀满连及两肋,嗳气反酸,不思饮食,口苦咽干,自觉寒热阵作,下肢逆冷,有时抽搐转筋,大便干结不下,服通便药 2 天 1 行,量少、色黑、成球状,小便黄而不利、有灼热感,脉弦,舌质红、苔白,查血压 200/95 毫米汞柱。辨证:郁怒伤肝,肝阳夹冲气上逆,少阳枢机不利,升降失常。治则:镇肝潜阳,滋阴养液,调畅气机,升清降浊。治拟镇肝熄风汤合小柴胡汤加减。

处方:生龙骨、生牡蛎各 30 克,生地黄、白芍、怀牛膝各 20 克,石决明、决明子、玄参、麦冬、茯苓各 15 克,天麻、枳壳、黄芩各 10 克,木瓜 8 克,陈皮、柴胡、法半夏各 6 克。5 剂,水煎服,每日 1 剂。

二诊:药后 3 天便下大量黑色燥屎,夹杂青黑色极臭粪水,头痛止,尚有轻微头晕,能较快入睡,脘腹胀满已除,纳食渐香,下肢渐温无抽搐,小便量多通畅而不黄。唯觉口干思饮。舌质红、苔黄微腻,脉弦,血压 160/90 毫米汞柱。辨证:少阳枢转趋向正常,二便通利,阳气得以下潜,故头痛止,夜能寐,下肢转温,腹胀消而能进食。口干,脉弦,苔黄而微腻,为余邪未尽,守方再进 5 剂。

三诊:血压 130/80 毫米汞柱,大便已由黑转黄色软便,入睡较快,但易惊醒,偶有心悸阵作,口干思饮较前稍减轻,余证均消。患者为老人病久,药后邪气已去,而正虚渐显,故以生脉饮合逍遥散加减补气养阴,调肝和脾,养血安神治之,随访半年来血压平稳,生活完全恢复正常。

【诊疗心法要点】肝为刚脏,喜条达恶抑郁,患者素体肝阳偏旺,因情志郁结,日久则肝气反激而夹冲气上逆,主以镇肝熄风汤平冲降逆,潜镇肝阳,引气血下行。薛师运用之妙在于合用小柴胡汤。《伤寒论》有"阳明病,胁下硬满,不大便而呕,舌上白苔者,可与小柴胡汤。上焦得通,津液得下,胃气因和,身濈然而汗出解也"。故小柴胡能宣畅三焦、疏调肠胃,使亢阳得以下潜。前人虽有柴胡竭肝阴之语,然配伍于大剂量滋阴养液药中小量运用,非但无伤阴之弊,而且相得益彰,收桴鼓之效。

验案 2

　　焦某,男,38 岁。2003 年 12 月 28 日初诊。高血压病 6 年,溃疡

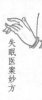

性结肠炎 10 余年。1 个月前因饮酒过量而感头晕阵作,伴胸闷憋、心慌,查血压波动于 140～170/100～110 毫米汞柱,常规服用降压药亦无明显改善。2 周来上症加重,今日呕吐 1 次,耳鸣、胸闷憋、气短、心慌、失眠,每晚仅能睡 3 小时,且入睡困难,面色晦暗,色素沉着于两颧部,胃脘胀满,纳少,有时胃痛,少腹痛,大便急,不成形,1 天 2～3 次,胸腹部怕冷,遇冷则腹痛腹泻,腰痛,并有阳痿、早泄,牙齿松动,牙龈萎缩。舌质淡、苔腻、脉沉弦。辨证:厥阴病寒热错杂,土虚木乘。治法:清上温下,调肝健脾。方拟乌梅丸合四君子汤、痛泻要方加减。

处方:乌梅 3 枚,细辛 3 克,夏枯草、黄芩、黄柏、巴戟肉、锁阳、党参、白术、茯苓各 10 克,吴茱萸 1 克,葛根、白芍各 12 克,广木香、薤白、防风、炙甘草各 8 克,川花椒、黄连、青陈皮各 6 克。12 剂,水煎服,每日 1 剂。

二诊:上方连服 12 剂后,头晕、耳鸣明显减轻,睡眠改善,每晚可睡 5～6 小时,血压 130/90 毫米汞柱,胸闷减,偶有心慌、胃胀、腹痛明显减轻,腰痛已止,纳可,大便渐转成形,大便急明显减轻,脘腹仍怕冷,轻微腹痛,小便可。近 2 天稍有咳嗽,吐黄稠痰。舌质淡红、苔白,脉沉。守方加浙贝母 10 克止咳化痰,再进 12 剂,巩固疗效。

【诊疗心法要点】病至厥阴,阴尽阳生,肝为厥阴风木之脏,内寄相火,每多虚实寒热错杂。本患者有高血压病和慢性溃疡性结肠炎,既有头晕、耳鸣、心慌、失眠等上热之症,又有胃脘胀满、纳少、久泻、畏寒、腰痛、早泄,病情颇为复杂。当以厥阴病主方乌梅丸治之。《金匮要略》有"见肝之病,知肝传脾,当先实脾",肝脾同调,寒温兼施,补泻并进,诸证皆效。

验案 3

孙某,女,36 岁。2005 年 10 月 29 日初诊。胃痛、有堵胀感已有时日,伴反酸,胁胀,口腔溃疡,善太息,多梦,左侧头胀痛,颈项不舒,舌淡红、苔薄白,脉沉弦。诊为胃脘痛。证属肝胃不和。治宜疏肝和胃,理气止痛。方用四逆散加味。

处方:柴胡、枳壳、甘草、当归、紫苏梗各 10 克,黄连、乌药、川贝母各6克,川楝子8克,延胡索12克,百合、炒酸枣仁各15克,吴茱萸2克,白芍18克。7剂,每日1剂,水煎服。

二诊:服药3剂后,胃痛大减,药尽已无胃痛、反酸、腹胀及头痛等,偶有梦多,二便调和。守方去川楝子、延胡索、乌药、紫苏梗,继服7剂以善后。

【诊疗心法要点】五行分属肝属木,胃属土,木气过旺则易克脾土,脾主肌肉四肢,脾气虚不能濡养四末则手足发凉;肝经布胁肋,肝气盛故胁腹胀;头侧部为少阳胆经所过,肝胆相表里,肝气不舒则头痛、颈项不舒。故以疏肝理气之四逆散为主,配合降逆和胃、制酸止呕之左金丸,行气止痛之金铃子散,少佐百合、炒酸枣仁安神定志。法随证立,方从法出,故获良效。

验案4

李某,女,36岁。2009年12月27日初诊。患者有月经不调史,量少、色淡,经期头痛,经期6~7天,白带量多微黄,失眠多梦,肩背痛连及项背,少腹胀满。舌体碎裂、少苔,脉弦细。证属气血失调,阴虚有热。治宜养血清热,调经理气,健脾止带。方用四逆散合四物汤加味。

处方:当归15克,白芍12克,川芎8克,生地黄12克,柴胡10克,枳实10克,女贞子10克,墨旱莲10克,炒白术10克,茯苓12克,鹿角霜15克,山药15克,砂仁4克(后下),黄柏10克,炙甘草10克。10剂,水煎服,每日1剂。

二诊:服药后诸证好转,继服上方调理。

验案5

李某,女,42岁。2010年2月5日初诊。患者2年前因乳腺纤维瘤行手术治疗。近年来胃脘疼痛,时有胀满,四肢发凉,夜尿多,受凉后则时有遗尿,大便稍溏,失眠多梦,时头痛,月经提前,经期乳房胀痛,经期量正常,舌质淡、苔薄白,脉细稍弦。证属肝胃不和、阴虚气滞。治宜疏肝理气,温中健脾。方用四逆散合小建中汤加味。

处方:柴胡 10 克,枳实 10 克,白芍 18 克,炙甘草 10 克,桂枝 10 克,党参 10 克,鸡内金 8 克,炙吴茱萸 6 克,生姜 4 片,大枣 30 枚,炒谷芽 12 克,炒麦芽 12 克。20 剂,水煎服,每日 1 剂。

服上方后症状明显减轻,继服上方调理。

【诊疗心法要点】人体的正常生命活动,赖以气机的升降出入正常。如肺的宣发与肃降,肝的升发条达,脾之升清运化,胃之降浊受纳以及肾水上济、心火下降等无不与气机的升降调畅有着密切的关系。气机升降失常,百病乃生。所以《素问·六微旨大论》云:"出入废,则神机化灭,升降息,则气立孤危。故非出入则无以生长壮老已,非升降则无以生长化收藏。是以升降出入,无器不有。"四逆散的药物组成为柴胡、白芍、枳实、炙甘草,其方证病机乃因少阴阳郁无以外达四末所致。具有疏肝解郁、条达气机、开胃行滞之功。(郭世岳,2011 年第 19 期《中国中医药现代远程教育》)

魏稼验案 2 则

验案 1

王某,女,50 岁。经断 2 年,近半年来常失眠,头昏痛,且多疑善怒,心慌易惊,惶惶不可终日。多次心电图及神经内科检查均正常,诊断为更年期综合征,久服镇静及滋阴之剂不效。特请魏老诊治。据其舌苔薄白、舌尖质红,脉细数。辨证为胆火夹痰,扰乱心神。治宜泄胆化痰,宁心安神。

治疗:取双侧内关、神门、太溪,行泻法,留针 30 分钟,隔日 1 次,针数次,效不佳。魏老认为需加风池穴,连针 5 次,夜能入睡,但梦多易惊醒,用交叉取穴法(左风池,右内关;左内关,右风池)续针 10 次,病症消失。嘱患者耳压神门、内分泌、肝胆等穴,以资巩固。

【诊治心法要点】魏老对风池的应用有其独到之处,对一些疑难杂症常有出奇之效。历代医家取风池穴令患者正坐或反坐并俯于椅背,然而魏老却俯卧取之,针前用大拇指于风池附近往返循按,寻到压痛明显处。

验案2

梁某,女,63岁。1993年2月3日初诊。头痛3月余,呈抽搐样攻窜作痛,伴胸闷叹息,痰黏量少,恶心时呕,口干纳差,睡眠欠佳,舌红、苔黄腻,脉弦数。20年前头部有外伤史。诊为神经性头痛。证属痰热夹瘀。治当清热化痰,通络止痛。取足三里、丰隆、太阳、风池、合谷等穴,针用泻法,留针15分钟。针10次,头痛如故。遂更换中药治疗。

处方:黄连6克,竹茹、半夏、枳壳、云茯苓、天麻、柴胡、白芍、郁金各10克,陈皮6克,全蝎3克,蜈蚣1条,甘草5克。

服5剂,头痛减半,再原方化裁20余剂,诸证悉除。

【诊疗心法要点】此病例证型兼夹,病机复杂,故针治疗效欠佳。而以黄连温胆汤清化热痰,天麻熄风,全蝎、蜈蚣通络,柴胡、白芍、郁金疏肝治之,使痰热除而络脉通,故获佳效。由此说明中药确实有其优点。(张桥保,谢强,1993年第9期《中医杂志》)

陆广莘验案2则

验案1

樊某,女,52岁。2007年3月12日初诊。症见眠差多梦,烦躁易怒,下午及夜间双下肢困顿,舌红赤、苔黄燥,脉弦滑。西医诊断为更年期综合征。陆老辨证为肝郁化火,脾运不健。

处方:丹栀逍遥丸2盒,每晚服20粒(3克);补中益气丸2盒,每晚1袋(6克)。

复诊(4月2日):患者自述烦躁眠差等症状消失,心情开朗且食欲渐增。

验案 2

李某,女,29 岁。2007 年 5 月 16 日复诊,前以停经半年初诊,经陆老调治后月经复至,然近因过节生活不规律,饮食失调,加之节后工作紧张,出现眠差,夜间入睡难,纳少,口唇干裂,月事推迟 1 周未至,舌尖红、苔薄而少,脉沉细数。陆老辨证为气血郁滞,久而化火。

处方:防风通圣丸 3 盒,每次 1 袋(6 克),每日 2 次。

二诊(5 月 30 日):自述月经已至,量色均可,睡眠亦转好,陆老嘱其患者注意自我调理,缓解工作压力,不用继续服药。

【诊疗心法要点】陆老认为,疾病的形成是个日积月累的过程,其治疗也是个循序渐进的过程,所以在应用中成药的同时,应采用不同方法养生以预防疾病,调理以治疗疾病,对于慢性病陆老提出了起居规律、进补平衡、慢慢调养、乐观对待的防治原则,中成药可以达到久病慢治、小病微调的作用,但应用中成药时首先要诊断明确,只有抓住疾病的向愈变化,才能有的放矢。陆老的这种理念在而今的医疗行业是非常值得贯彻的,中成药反而成了医生的主打药,没有任何辨证可言。这种风气是对患者的不负责,望医疗同仁们切记。(王莹莹,杨金生,2011 年第 2 期《中国中医基础医学杂志》)